U0340649

外科病理取材图谱

主编

〔美〕莫妮卡·莱莫斯（Monica Lemos）

美国休斯顿卫理公会医院

〔美〕埃凯内·奥科耶（Ekene Okoye）

美国休斯顿卫理公会医院

翻译

薛德彬　杭州平安好医医学检验实验室有限公司病理负责人

　　　　华夏病理网学术总编兼翻译团队负责人

翻译助理

沈　文　浙江省新华医院综合管理部

北京科学技术出版社

First published in English under the title
Atlas of Surgical Pathology Grossing
edited by Monica Lemos and Ekene Okoye
Copyright © Springer Nature Switzerland AG, 2019
This edition has been translated and published under licence from
Springer Nature Switzerland AG.

著作权合同登记号：图字 01-2021-2425 号

图书在版编目（CIP）数据

外科病理取材图谱 /（美）莫妮卡·莱莫斯（Monica Lemos），（美）埃凯内·奥科耶（Ekene Okoye）主编；薛德彬译 . —北京：北京科学技术出版社，2021.6

书名原文：Atlas of Surgical Pathology Grossing

ISBN 978-7-5714-1539-6

Ⅰ. ①外… Ⅱ. ①莫… ②埃… ③薛… Ⅲ. ①外科学－病理学－图解 Ⅳ. ①R602-64

中国版本图书馆CIP数据核字（2021）第082946号

责任编辑：杨　帆	电　　话：	0086-10-66135495（总编室）
责任校对：贾　荣		0086-10-66113227（发行部）
图文制作：北京永诚天地艺术设计有限公司	网　　址：	www.bkydw.cn
责任印制：吕　越	印　　刷：	北京捷迅佳彩印刷有限公司
出 版 人：曾庆宇	开　　本：	787 mm×1092 mm　1/16
出版发行：北京科学技术出版社	字　　数：	150千字
社　　址：北京西直门南大街16号	印　　张：	6.5
邮政编码：100035	版　　次：	2021年6月第1版
ISBN 978-7-5714-1539-6	印　　次：	2021年6月第1次印刷

定　　价：98.00元

京科版图书，版权所有，侵权必究。
京科版图书，印装差错，负责退换。

前言

编写这本书的灵感来自我的导师阿尔贝托·阿亚拉医师。有一天，他把我叫到办公室，说："莫妮卡，你应该写一本取材手册。"我不假思索地回答："我不知道该怎么做！"他语重心长地说："你只需要把你教给住院医师的一切都写下来。"起初，我对这项任务惴惴不安，但我不想让他失望。然后，我开始认真思考这个问题，我第一个想到的就是白色背景上的标本图片，住院医师、实习病理医师或进修医师一旦打开这本书，标本的样子就能出现在他们眼前。后来又想，这本书应该以图为主，循序渐进，努力减少取材新手的恐惧，减少他们对复杂标本的疑惑。总之，要用一种简单而有效的方式来帮助他们取材。病理医师深刻理解取材的意义，学会如何取材无疑是非常重要的。

本图谱的重点是实际大体标本的图片，而不仅仅是取材示意图。这些图片突出显示了各种大体标本的主要特征。使用实际的大体图片具有无可比拟的优势，读者更容易将取材技巧应用于他们在取材台上遇到的实际标本。除了许多取材技巧，本书还提供了记录模板，使得这本视觉取材课程更加完善。

本书的目标是帮助接受病理学培训的人员（住院医师、进修医师、病理医师助理和医学生）学习如何检查各种大体标本，并传授一些取材经验，从而以最有效的方式完成取材。因此，除了病理学受培训者，我们希望病理主治医师和病理执业助理医师也能从这本书中受益。

最后，希望读者取材时用心对待每个病例，把它当成难得的学习机会。这样想，你会始终严谨而又高效地进行每次大体检查。

莫妮卡·莱莫斯
埃凯内·奥科耶

目录

第 1 章 皮肤标本

Monica B. Lemos, Patricia Chevez-Barrios

皮肤科的标本包括皮肤活检和皮肤切除术标本，是常见的外科病理大体检查标本。本章主要介绍皮肤切除术标本，指导病理医师如何正确处理此类标本。

1.1 皮肤切除术标本：取材技巧

皮肤切除术主要是为了彻底切除病变，并获得病变的准确诊断。皮肤切除术标本外形通常是圆形或椭圆形，但也可能不规则或不对称（对于形状复杂的标本，在切开之后绘制标本的示意图或制作图表可能很有用）。切缘包括外科医师切除的皮肤表面下方的所有软组织。

外科医师通常用缝线指示方向，往往以时钟位置（1 点到 12 点）表示。一般来说，12 点在最上面，3 点和 9 点在中间的两侧，6 点在最下面（图 1.1~1.3）。按这些方向在切缘涂抹不同颜色的墨汁，在显微镜下检查标本时，根据墨迹可以重建这些方向，这样，如果在靠近或涉及特定切缘的地方检测到显微镜下病变，阳性切缘的位置就能准确地传达给外科医师，有助于必要时进行范围更小、更精确的再次切除（图 1.4 ~ 1.6）。

除了确定正确的方向，准确测量病变的大小以及病变到周围和深部切缘的距离也是必不可少的。

1.2 皮肤切除术标本：记录模板

收到新鲜 / 福尔马林固定的皮肤切除术标本，标记为"___"，有方向 / 无方向，体积 ___ cm × ___ cm × ___ cm，皮肤表面呈黄褐色 / 棕色，不规则 / 卵圆形 / 圆形 / 椭圆形。

有一个溃疡 / 愈合的瘢痕 / 斑点 / 丘疹 / 结节（大小 ___ cm × ___ cm），或多发性色素性病变（最大径 ___ cm 至 ___ cm），位于中心 / 边缘，在标本上面 / 下面靠近外侧切缘 / 深部切缘。

标本从外侧到内侧连续切开，切面黄褐色 / 褐白色，无明显病变，或切面含有一处褐白色 / 黑色病变（大小 ___ cm × ___ cm），距上切缘 ___ cm，距下切缘 ___ cm，距深切缘 ___ cm。

标本从外侧到内侧依次放入 A1~A12 盒中，全部取材。

墨汁代码

- 上面：蓝色
- 下面：橙色

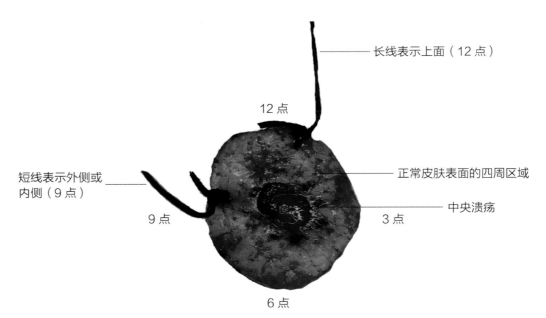

长线表示上面（12 点）

12 点

短线表示外侧或
内侧（9 点）

正常皮肤表面的四周区域

中央溃疡

9 点   3 点

6 点

图 1.1　皮肤切除术标本：方向　外科医师在 12 点缝制一根长线，在 9 点缝制一根短线。标本中央可以清楚地
看到溃疡病灶，其周围为正常皮肤并延伸到环周切缘

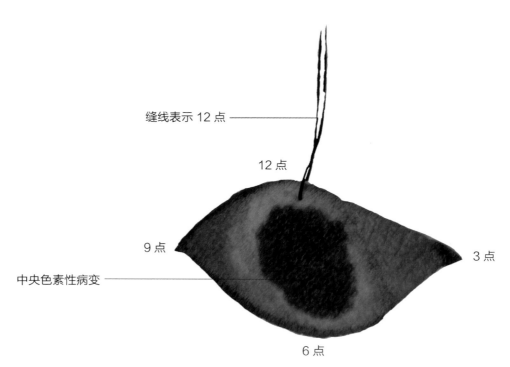

缝线表示 12 点

12 点

9 点   3 点

中央色素性病变

6 点

图 1.2　椭圆形皮肤切除术标本　这种标本的方向和取材方法与圆形皮肤切除术标本相同（见图 1.1），另外，
椭圆形的两个尖端也要取材送检

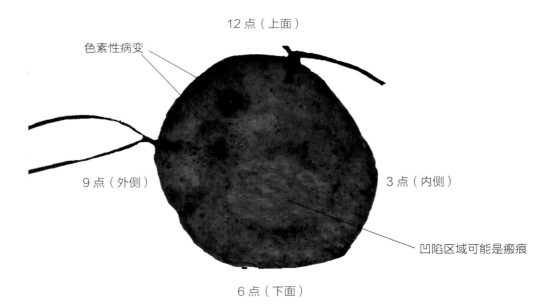

图 1.3　皮肤切除术标本伴瘢痕和色素性病变　皮肤切除术标本的表面病变可以有不同的表现。除了色素性病变外，该标本还包括一处凹陷区域，可能是瘢痕部位

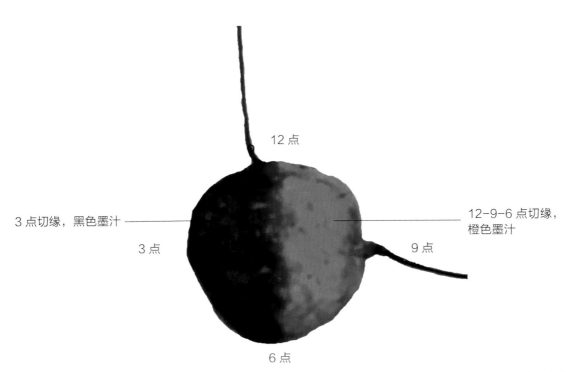

图 1.4　皮肤切除术标本：涂抹墨汁　皮肤切除术标本的左右两半分别涂抹不同的颜色。在这张照片中，标本的表面朝下。任何皮肤切除术标本的切缘都包括表面皮肤以下软组织的所有表面（译者注：图中方向以表面方向标记，此为背面，故方向相反）

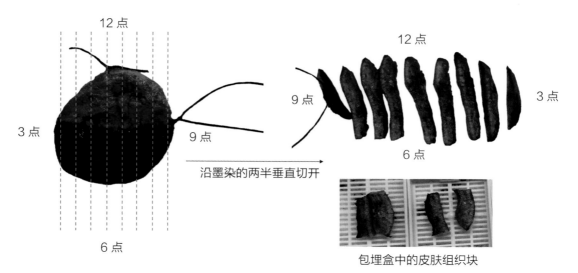

图 1.5 皮肤切除术标本：切开 本例演示从 9 点到 3 点方向，垂直于墨染的上下两半部分，从外侧到内侧依次切取组织块。组织块可以对切平分，以适合包埋盒的大小。把组织块放进包埋盒之前，要去除缝线。最顶端或最外侧的组织块放进包埋盒时，应该把墨汁面朝上

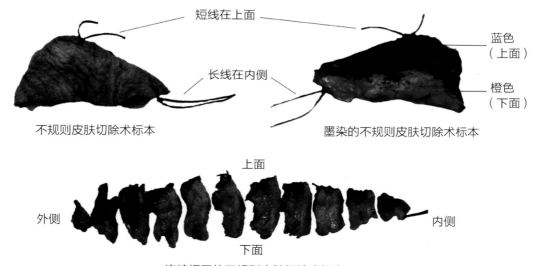

图 1.6 不规则皮肤切除术标本 这种形状不规则的皮肤切除术标本由外科医师用缝线指示方向，上面为一根短线，内侧为一根长线。上、下切缘分别涂抹不同颜色的墨汁。标本从外侧到内侧、垂直于上下两半部分连续切开

推荐阅读

1. Bell WC, Young ES, Billings PE, Grizzle WE. The efficient operation of the surgical pathology gross room. Biotech Histochem, 2008,83:71–82.

2. Ghauri RR, Gunter AA, Weber RA. Frozen section analysis in the management of skin cancers. Ann Plast Surg, 1999,43:156–160.

3. Smith-Zagone MJ, Schwartz MR. Frozen section of skin specimens. Arch Pathol Lab Med, 2005,129:1536–1543.

4. Weinstein MC, Brodell RT, Bordeaux J, Honda K. The art and science of surgical margins for the dermatopathologist. Am J Dermatopathol, 2012,34:737–745.

第2章 乳房标本

Monica B. Lemos, Nour Sneige

2.1 概述

乳腺癌是最常被诊断的癌症之一，占女性新诊断癌症的30%。因此，乳腺标本包括乳腺活检、肿块切除术和乳房切除术标本，在外科病理取材时常见。本章探讨乳房切除术标本、肿块切除术标本和前哨淋巴结的正确处理。

乳房切除术有多种类型。单纯乳房全切除术切除整个乳房和大部分表面的皮肤，还包括乳头。改良根治性乳房切除术类似于单纯乳房切除术，加腋窝淋巴结清扫。根治性乳房切除术切除整个乳房、表面皮肤和乳头、胸肌和腋窝淋巴结（尽管以前广泛使用，但现在极少进行根治性乳房切除术）。更新的乳房切除术包括保留皮肤的乳房切除术，仅切除乳腺组织、乳头和乳晕；保留乳头的乳房切除术，仅切除乳腺组织，而不切除表面皮肤或乳头。

肿块切除术切除一部分乳房，用于切除可触及和不可触及的乳腺病变。

保乳治疗正变得越来越普遍，许多乳腺癌患者都适合这种治疗，其中包括部分乳房切除术（即肿块切除术），随后通常加用放射治疗。接受保乳治疗加放疗的患者，生存情况与接受乳房切除术的患者类似。

腋窝淋巴结取材中最常见的是前哨淋巴结活检，这是一种标准的分期方法。本章也包括如何处理这些标本。

2.2 乳房切除术标本

不适合局部切除的乳腺恶性病变患者（见下文"肿块切除术"）进行乳房切除术，或根据其他手术指征选择乳房切除术。笔者所在的医院，会在术中会诊时进行大体检查，并评估带肿瘤的乳房切除术标本的切缘，最重要的是，必须非常小心谨慎及快速确定标本方向，掌握取材技术。

2.2.1 乳房切除术标本：取材技巧

- 收到标本时，应首先分辨乳房切除术标本的侧别（右侧或左侧）和方向（例如，短线为上面；长线为侧面）。
- 想象患者站在取材员对面，以便理解正确的方向。例如，患者右乳房的外侧面在取材员的左侧；而左乳房的外侧面在取材员的右侧（这两个例子都是上面朝上）（图2.1）。

- 一旦确定了正确的方向，在标本的上半部分和下半部分分别涂抹不同颜色的墨汁（图2.2）。

- 随后，翻转乳房标本，使深层面朝向取材员，上面仍然向上。

- 现在可以对标本的深层面涂抹墨汁。这个表面通常比周围平坦。

- 保持乳房翻转的状态，将乳房从外侧到内侧（右乳房）或从内侧到外侧（左乳房）依次切开（图2.3）。

- 切开后，把切下的组织薄片按切开的次序摆放，保持组织薄片的方向。

- 对组织薄片进行编号（图2.4）。

- 记录所有肿瘤的大体位置，并测量肿瘤到各个切缘的最近距离。

- 根据组织薄片的编号顺序，切取组织块放进包埋盒，并记录每个组织块来自的组织薄片编号。（注：当显微镜下检测到肿瘤时，按顺序切取组织块有助于确定肿瘤大小。）

- 在某些情况下，绘制组织块的位置图，以指示组织块是从哪里切取的，这对之后的显微观察非常有帮助。在显微镜下观看切片时，可以准确地知道这张切片在乳房中的位置。这种方法也称为乳房切片的"绘图"（图2.5）。

- 乳头（如有）应提交。从乳房上方横向切开乳头和乳头底部。从乳头外翻部分开始，在乳头底部切断（横断后，乳头底部呈圆形，盘状）。然后连续切开乳头

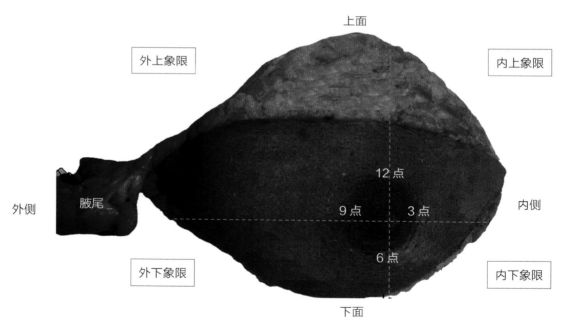

图2.1　右乳房切除术标本：方向　乳房切除术标本有上面、下面、内侧和外侧以及4个象限。照片中的标本还包括一条腋尾。方向可以用时钟位置来描述，12点为上侧，3点为内侧，6点为下侧，9点为外侧。注意，若为左乳房切除术标本，则3点和9点位置切换为外侧和内侧。乳头（或保留乳头的乳房切除术标本中乳头切除的底部）作为4个象限的中心点。这种定向方法用于描述乳房肿块或其他乳腺病变的位置

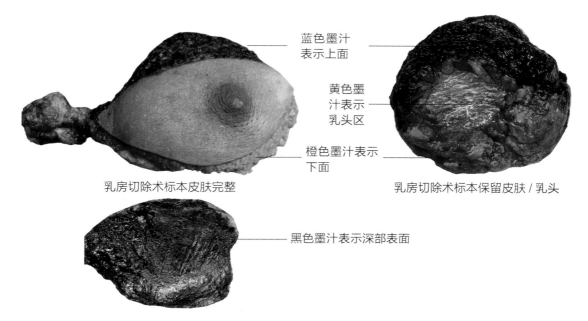

蓝色墨汁
表示上面

黄色墨
汁表示
乳头区

橙色墨汁表示
下面

乳房切除术标本皮肤完整　　　　　　　　　　乳房切除术标本保留皮肤 / 乳头

黑色墨汁表示深部表面

图 2.2　乳房切除术标本：切缘涂抹墨汁　乳房切除术标本上，有 3 个切缘应该涂抹墨汁：上切缘、下切缘和深面切缘。上下两半部分涂抹不同颜色的墨汁。将标本翻转，在深部表面涂抹墨汁（这里用黑色，是常见的选择）。在保留乳头的乳房切除术标本中，乳头区域也应该涂抹墨汁

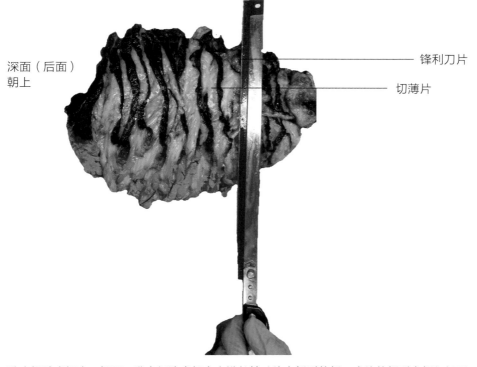

深面（后面）
朝上

锋利刀片

切薄片

图 2.3　乳房切除术标本：切开　乳房切除术标本应沿长轴（从内侧到外侧，或从外侧到内侧）切开，深部表面朝上（始终面向取材员）。要尽量切得很薄，以便能有效地检查切面上的病变。为了有效地切开并保持方向，切开乳房时，皮肤（表面）应朝下放在切板上，深面朝上

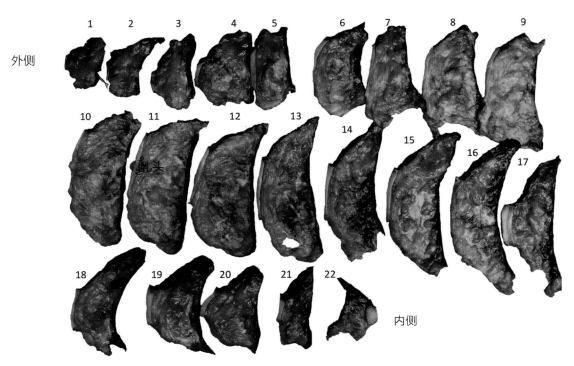

图 2.4　乳房切除术标本：切开　组织薄片从外侧到内侧依次摆放，并按顺序编号。现在，可以检查切面上是否存在病变，以及它们与墨迹切缘的最近距离

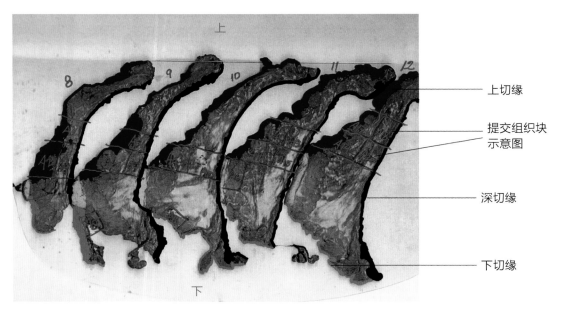

图 2.5　乳房切除术标本：薄片影印　乳房组织薄片可以映射到影印件上，并注明所提交的每个组织块在组织薄片上的位置。将组织薄片放在两个透明的塑料片之间，进行影印，然后在影印件上注明所提交的每个组织块的位置，以及墨迹切缘的位置（在这幅图中，蓝色：上，黑色：深，橙色：下）

的其余部分（乳头的外翻部分）。从乳头底部和乳头外翻部分连续取组织块，放入两个单独的包埋盒里。

- 腋窝淋巴结标本，其中至少应发现 10 个淋巴结。

2.2.2　乳房切除术标本：记录模板

收到新鲜标本，标记为"右 / 左乳房切除术"，是有方向的右 / 左乳房切除术标本（重 ___ g，体积 ___ cm× ___ cm× ___ cm）。标本上附着棕褐色椭圆形皮肤，范围 ___ cm× ___ cm。肉眼观，乳头和乳晕复合体不明显（或乳头内翻）。乳头直径为 ___ cm。

乳房从内侧到外侧（左乳房）/ 从外侧到内侧（右乳房）连续切开，切成 ___ 个组织薄片，依次编号。乳头位于 ___ 号组织薄片。切面显示，在 ___、___ 和 ___ 号组织薄片上，在 UOQ/LOQ/UIQ/LIQ/UC/LC 上，有一个棕褐色 / 白色不规则质硬肿块，有脂肪坏死区域。有一个外科小夹钳（形状、位置 / 组织薄片号）已被移除。病变距上切缘 ___ cm，距下切缘 ___ cm，距深切缘 ___ cm，距皮肤 ___ cm。乳房实质的其余部分是纤维脂肪组织（___% 纤维，___% 脂肪），有多个囊肿，直径 0.2~0.4cm，充满棕褐色浓稠液体。

墨汁代码
- 上面：蓝色
- 下面：橙色
- 深面：黑色

组织块编号

组织薄片 8
- A1：中央乳房，下半部分和上半部分交界处
- A2~A4：中央上部

组织薄片 9
- A5~A7：外上象限（UOQ）
- A8：外下象限（LOQ）

组织薄片 10
- A9：外上象限（UOQ）
- A10：外上象限（UOQ）；外科小夹钳所在区域
- A11：外下象限（LOQ）

组织薄片 11
- A12~15：外上象限（UOQ）
- A16：外侧乳房，下半部分和上半部分交界处

组织薄片 12
- A17~20：外上象限（UOQ）等。

缩写

UOQ：外上象限；UIQ：内上象限；LOQ：外下象限；LIQ：内下象限；UC：上中央；LC：下中央

2.3　肿块切除术标本

肿块切除术只切除一部分乳房。在许多病例中，这些标本的切缘在术中会诊时会被评估，类似于乳房切除术标本。肿块切除术标本的大体检查类似于乳房切除术，但有重要差异，具体如下。

2.3.1 肿块切除术：取材技巧

- 收到标本时，首先注意肿块切除术标本的侧别（右侧或左侧）和方向（例如，短线为上面；长线为外侧）（图 2.6）。
- 一旦确定了正确的方向，将上面、下面、表面、内侧、外侧和深面分别涂抹不同颜色的墨汁（图 2.7）。
- 将肿块从外侧向内侧（右乳房）或从内侧向外侧（左乳房）切开（图 2.8）。
- 切开后，把切下的组织薄片按切开的次序摆放，保持组织薄片的方向。
- 对组织薄片进行编号。
- 记录任何肿瘤的大体位置，并测量肿瘤到各个切缘的最短距离。
- 笔者所在的医院，大多数病例的肿块切除术标本是全部提交的。可根据组织薄片的编号顺序提交组织块。记录切取的组织块来自哪个组织薄片。
- 与乳房切除术标本一样，用绘图法来标记组织块是从肿块切除术标本的哪个部

位切取的，这非常有帮助（图 2.9）。绘图方法见乳房切除术。

2.3.2 肿块切除术标本：记录模板

收到新鲜标本，标记为"右/左乳房切除术"，是有定位的右/左肿块切除标本（重 ___ g，体积 ___ cm × ___ cm × ___ cm）。标本内有一根定位针，标本进行 X 线成像。

标本从外侧到内侧（右乳房）/ 从内侧到外侧（左乳房）连续切开，切成 ___ 块组织薄片，依次编号。切面显示，在组织薄片编号 ___、___ 和 ___，有一个肿块，体积 ___ cm × ___ cm × ___ cm（在此描述肿块）。在组织薄片编号 ___ 有一个外科小夹钳指示肿块的位置。肿块距上面切缘 ___ cm，距表面切缘 ___ cm，距下面切缘 ___ cm，距深面切缘 ___ cm，距最近的外侧切缘 ___ cm，距最近的内侧切缘 ___ cm。乳房实质的其余部分是纤维脂肪组织（___% 纤维，___% 脂肪）。

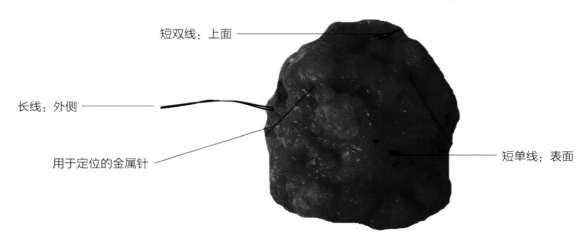

短双线：上面

长线：外侧

用于定位的金属针

短单线：表面

图 2.6　金属针定位的肿块切除术标本　定位针插在这个肿块切除术标本的表面。笔者所在的医院，在切开标本前，先将肿块切除术标本放进 Faxitron 机器（Hologic；Marlborough，MA）中拍摄 X 线片，以确定是否存在指示肿瘤位置的定位夹。在 X 线片上也能看到存在肿瘤和钙化

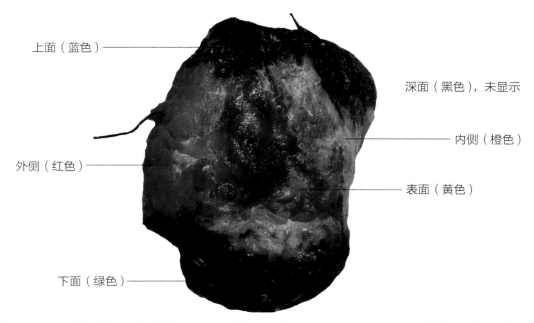

上面（蓝色）

深面（黑色），未显示

内侧（橙色）

外侧（红色）

表面（黄色）

下面（绿色）

图 2.7　肿块切除术标本：涂抹墨汁　有 6 个切缘，对应于立方体的 6 个面：上面、下面、内侧、外侧、表面和深面。每个切缘分别涂抹不同的颜色

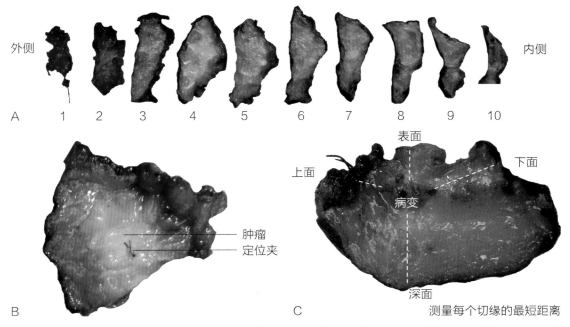

外侧

内侧

A　　1　　2　　3　　4　　5　　6　　7　　8　　9　　10

肿瘤
定位夹

表面

上面

下面

病变

深面

B

C　　测量每个切缘的最短距离

图 2.8　肿块切除术标本：切开、定位夹和切缘评估　从外侧到内侧将标本切成组织薄片，并编号（A）。在提交组织块之前，应该先找到并移除外科医师放在肿块切除术标本中的定位夹（B）（这种定位夹也适用于乳房切除术）。应测量并记录肿瘤到肿块切除术标本每个切缘的最短距离（C）

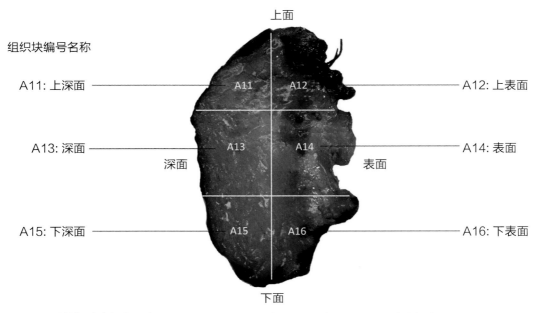

组织块编号名称

A11: 上深面 —————   ————— A12: 上表面

A13: 深面 —————   ————— A14: 表面

A15: 下深面 —————   ————— A16: 下表面

图2.9　肿块切除术标本：绘图　取材员可以用图示方法记录所提交的肿块切除术标本的组织块

墨汁代码

- 上面：蓝色
- 表面：黄色
- 下面：绿色
- 外侧：红色
- 内侧：橙色
- 深面：黑色

组织块编号

　　组织薄片1（最外侧或最内侧）

- A1~A3：垂直切取

　　组织薄片2

- A4：上表面
- A5：上深面
- A6：表面
- A7：深面
- A8：下浅面
- A9：下深面

　　组织薄片3

- A10：…

　　等

2.4　前哨淋巴结标本

　　乳房切除术和肿块切除术标本的术中会诊通常同时送检前哨淋巴结（图2.10），目的是评估前哨淋巴结有无转移性肿瘤，以帮助确定乳腺恶性肿瘤患者是否进行了腋窝淋巴结清扫。

前哨淋巴结标本：取材技巧

- 对于前哨淋巴结（或其他身体任何部位的淋巴结），不要将来自不同淋巴结的多个对切的或连续切取的淋巴结组织块放在同一个包埋盒中。当淋巴结呈阳性时，这样做会导致混淆。例如，如果将2个

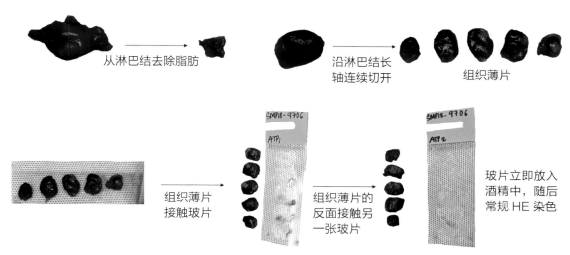

图 2.10　术中会诊时前哨淋巴结的大体检查　淋巴结与周围脂肪分离，然后沿长轴连续切开，切成若干组织薄片。接下来制作接触印片，方法是将淋巴结组织薄片的切面与玻片接触，然后翻转组织薄片，将另一切面接触另一张玻片，立即将玻片放入酒精中（以避免风干假象），随后染色

淋巴结对切并放在同一盒中，并且 4 块组织中有 2 块在显微镜下呈阳性，则无法确定这是代表 1 个或 2 个淋巴结阳性。

- 沿长轴连续切开淋巴结。
- 将组织薄片的一面与玻片接触，并将其另一面与另一玻片接触。
- 立即将玻片放入酒精中，然后进行常规 HE 染色。
- 制作接触印片应立即放入酒精中，以避免风干假象。风干假象会影响镜下观察和判读。

推荐阅读

1. Agarwal S, Pappas L, Neumayer L, et al. Effect of breast conservation therapy vs. mastectomy on disease-specific survival for early-stage breast cancer. JAMA Surg, 2014,149:267–274. https://doi.org/10.1001/jamasurg.2013.3049.
2. Goodman S, O'Connor A, Kandil D, et al. The ever-changing role of sentinel lymph node biopsy in the management of breast cancer. Arch Pathol Lab Med, 2014,138:57–64. https://doi.org/10.5858/arpa.2012-0441-RA.
3. Lemos M, Sahin A. Surgical margin evaluation. In: Babiera GV, Skoracki RJ, Esteva FJ, editors. Advanced therapy of breast disease. 3rd ed. Shelton: People's Medical Publishing House. 2012:569–580.
4. Siegel RL, Miller KD, Jemal A. Cancer statistics, 2019. CA Cancer J Clin, 2019,69:7–34. https://doi.org/10.3322/caac.21551.
5. Stolnicu S. Prognostic and predictive factors in breast carcinoma. In: Stolnicu S, Alvarado-Cabrero I, editors. Practical atlas of breast pathology. Springer International Publishing. 2018:327–356. https://doi.org/10.1007/978-3-319-93257-6.
6. Valencia-Cedillo R. Sampling and evaluation of the breast surgical specimens. In: Stolnicu S, Alvarado-Cabrero I, editors. Practical atlas of breast pathology. Springer International Publishing. 2018:475–489. https://doi.org/10.1007/978-3-319-93257-6.
7. Zahoor S, Haji A, Battoo A, et al. Sentinel lymph node biopsy in breast cancer: a clinical review and update. J Breast Cancer, 2017,20:217–227. https://doi.org/10.4048/jbc.2017.20.3.217.

第 3 章　头颈部标本

Monica B. Lemos, Alberto Ayala

头颈部有许多器官和结构，分为口腔、咽部、喉部、副鼻窦和鼻腔等不同区域。外科病理学实践中遇到的头颈部病理标本可能很简单，如常规扁桃体标本；也可能很复杂，如喉切除术标本。在处理头颈部标本时，辨认解剖标志是必不可少的。在切开标本之前，弄清楚解剖学方向尤其重要。对复杂标本采取系统的取材方法有助于进行全面彻底的大体检查，也有助于缓解因面对令人担心的标本时可能出现的焦虑。本章讨论各种头颈部标本以及甲状腺标本的大体检查，包括喉切除术标本逐步、直观的大体检查方法。

3.1　扁桃体切除术标本

扁桃体切除术标本的外观像大脑。对外表面进行检查后，将标本连续切开（图3.1~3.3）。

扁桃体切除术标本：记录模板

收到新鲜 / 福尔马林固定标本，标记为"＿＿＿"，是一件褐红色卵圆形扁桃体，体积＿＿cm×＿＿cm×＿＿cm。将标本连续切开，切面呈褐红色，橡胶感。隐窝中有黄褐色颗粒。肉眼观，未发现明显病变。

组织块编号

- A1：扁桃体，代表性组织块

3.2　舌切除术标本

在切开舌切除术标本之前，应正确理解由外科医师指定的标本方向（即，前面 / 后面）。将切缘涂抹墨汁后，将标本连续切开（图 3.4）。

3.3　悬雍垂切除术标本

悬雍垂切除术标本（图 3.5）的大体检查通常很简单。

悬雍垂切除术标本：记录模板

收到一块褐红色、表面光滑有光泽的圆锥形组织，为悬雍垂标本，体积＿＿＿cm×＿＿＿cm×＿＿＿cm。标本的基底部已涂抹蓝色墨汁。将悬雍垂对切，切面呈褐红色，橡胶感（描述任何病变）。标本全部提交，放在 A1 包埋盒中。

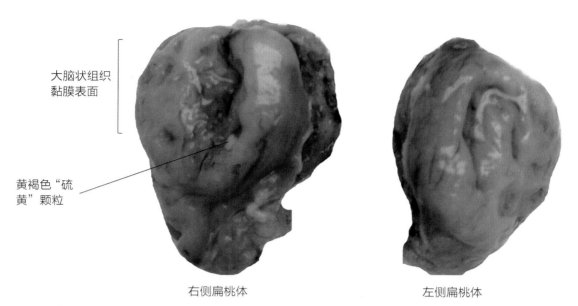

大脑状组织
黏膜表面

黄褐色"硫黄"颗粒

右侧扁桃体　　　　　　　　　　　左侧扁桃体

图 3.1　扁桃体切除术标本　图示为右侧扁桃体和左侧扁桃体。注意其"大脑状"外观和黄褐色"硫黄"颗粒，扁桃体标本中常见，代表放线菌菌落

黄褐色"硫黄"颗粒

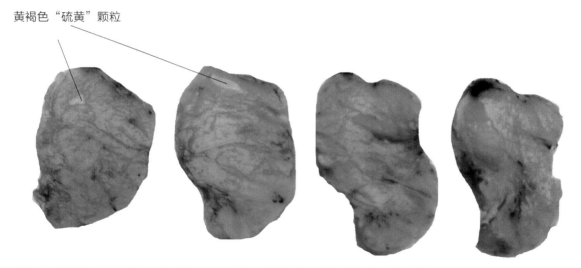

图 3.2　切开的扁桃体标本　注意褐红色切面和扁桃体隐窝内的黄褐色"硫黄"颗粒

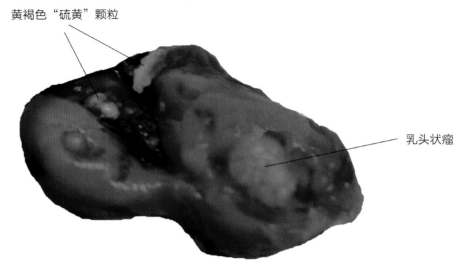

图 3.3　扁桃体伴乳头状瘤标本　扁桃体内可见一乳头状瘤，还有常见的"硫黄"颗粒

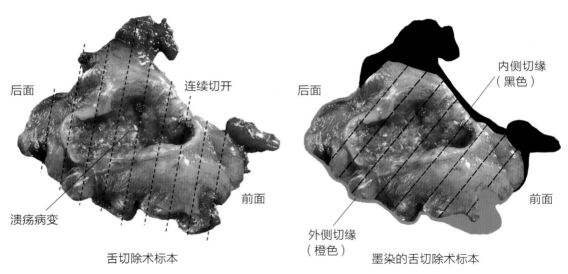

舌切除术标本　　　　　　　　　　　　　　墨染的舌切除术标本

图 3.4　舌切除术标本　黏膜面有一溃疡，占据这个舌切除术标本的大部分表面。病变四周都有切缘，除了深切缘（图中未显示，在切除表面的黏膜深面，即反面）。标本的内侧和外侧涂抹两种不同颜色的墨汁。标本由前向后连续切开

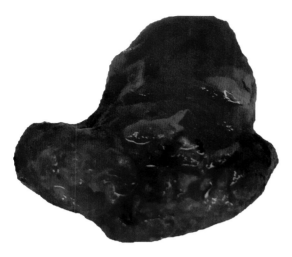

图 3.5　悬雍垂切除术标本　这个标本的大体检查只需在基底部（切缘）涂抹墨汁，对切，描述切面和所有病变，然后全部切取提交

3.4　口底切除术标本

口底切除的标本先确定正确的方向并涂抹墨汁（图 3.6 和 3.7），再连续切开（图 3.8）。

3.5　涎腺切除术标本

腮腺和颌下腺可以作为颈部淋巴结清扫术的一部分送检，也可以单独送检。单独送检的所有涎腺标本都应该称重。本节将重点介绍如何处理单独送检的涎腺，而不介绍作为颈部淋巴结清扫术的部分标本。

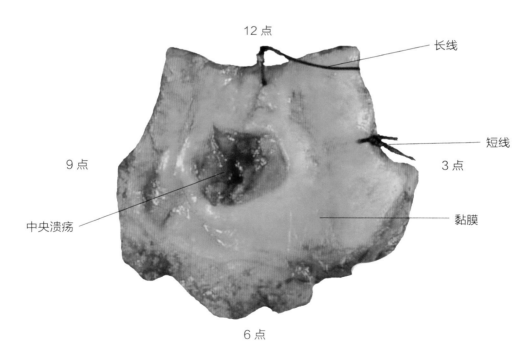

图 3.6　口底切除术标本：方向　外科医师在 12 点缝制一根长线，在 3 点缝制一根短线，指示标本的方向。沿着所有钟点位置，环周都有切缘，除了深切缘（图中未显示，在切除表面的黏膜深面，即反面）

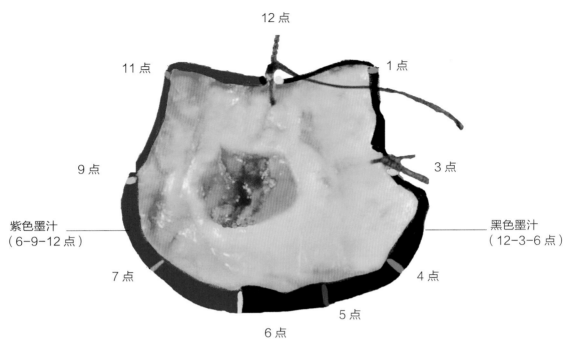

图 3.7　口底病变切除术标本：切缘　标本的左右两半部分涂抹两种不同颜色的墨汁。在各个钟点位置打点，为每个切缘提供更精确的定位。沿着四周削取切缘组织，操作要细致，每块削取组织都要含有一部分黏膜

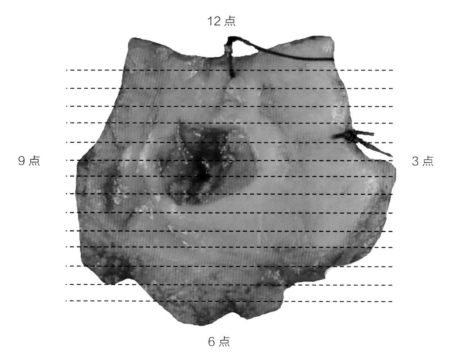

图 3.8　口底病变切除术标本：切开　提交切缘后，沿 12 点至 6 点方向依次切开。应当连续切开，以检查病变的浸润深度。如果要求做冷冻切片，并且病变接近深面切缘，则需要额外切取一块浸润最深的部位送检。标本应当从 12 点至 6 点按顺序提交

如果有肿瘤病史，或触诊发现涎腺肿块，那么在连续切开之前，应该将涎腺外表面涂抹同一种颜色的墨汁（图 3.9~3.11）。

3.6 甲状腺切除术标本

3.6.1 甲状腺切除术标本：取材技巧

- 除了测量甲状腺标本的尺寸外，还应称重（甲状腺全部切除或部分切除）。

- 凸侧为前，凹侧为后（图 3.12）。

- 在前表面、后表面和峡部分别涂抹不同颜色的墨汁（图 3.13）。

- 用墨汁涂抹不同甲状腺标本时，应有规则地使用相同的颜色方案。这样，如果标本的墨汁代码丢失，仍然可以知道哪些颜色代表标本的哪个部分。

- 从上到下切开标本。

- 切开后，有规则地摆放，保持组织薄片与正常甲状腺的位置相对应（即上面在

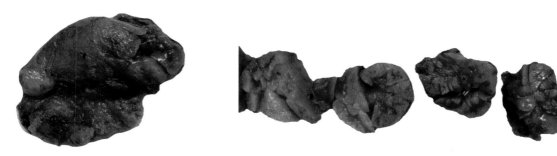

完整的下颌下腺　　　——————————▶　　　连续切开

图 3.9　**下颌下腺切除术标本，包括附着的纤维脂肪组织**　标本首先应称重。注意下颌下腺呈卵圆形、分叶状，表面光滑，而腮腺表面较粗糙、较不规则。应该切开脂肪以寻找淋巴结。本例无肿瘤病史，未触及肿块，因此标本外表面未涂抹墨汁。将颌下腺连续切开以寻找病变。本例下颌下腺连续切开后，切面未见明显病变

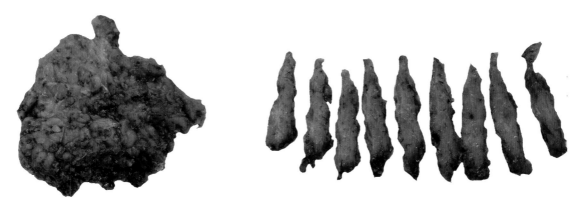

完整的腮腺　　　——————————▶　　　连续切开

图 3.10　**腮腺标本**　图示腮腺及随后的连续切开。切开前应称重，并触摸标本有无肿块。注意粗糙不规则的表面。本例无肿瘤病史，未触及肿块，连续切开前，外表面未涂抹墨汁。本例腮腺连续切开后，切面未见明显病变

腮腺连续切开

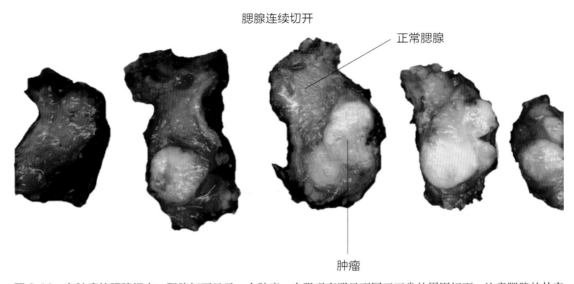

正常腮腺

肿瘤

图 3.11   有肿瘤的腮腺标本   腮腺切面显示一个肿瘤，肉眼观察明显不同于正常的周围切面。注意腮腺的外表面已涂抹墨汁（黑色）

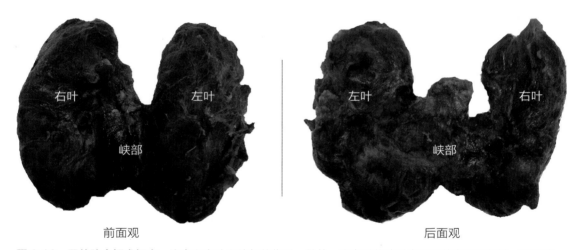

右叶   左叶

峡部

前面观

左叶   右叶

峡部

后面观

图 3.12   甲状腺全切术标本   注意左右叶和峡部的位置。另外，注意甲状腺后表面比前表面更粗糙、更凹陷

上，下面在下，左叶在左，右叶在右）
（图 3.14）。

- 检查切面有无结节，并描述所有明显结节的外观（图 3.15）。
- 结节可能因退变或先前细针穿刺操作而有出血。
- 注意结节有无包膜。对于有包膜的结

节，应注意切取的组织块要包括整个包膜（包膜 – 实质界面）。

- 甲状腺乳头状癌的切面常为灰白色或棕褐色。也可能会发现钙化和囊性变。
- 滤泡性癌有包膜，其包膜比腺瘤厚。
- 按照从上到下的顺序提交切取的组织块，即使只是选取了代表性组织块也应如此。

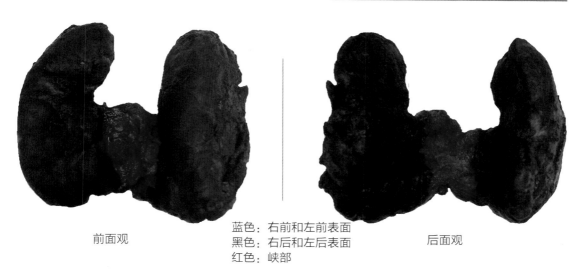

蓝色：右前和左前表面
黑色：右后和左后表面
红色：峡部

前面观   后面观

图 3.13 甲状腺全切除术标本：涂抹墨汁 左右叶的前面涂染蓝色，峡部涂染红色。左右叶的后面涂染黑色，峡部涂染红色

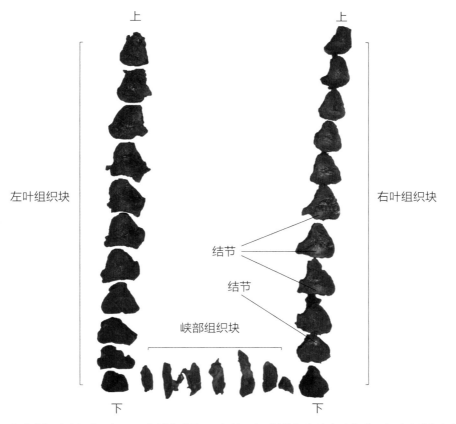

上   上

左叶组织块   右叶组织块

结节

结节

峡部组织块

下   下

图 3.14 甲状腺全切除术标本：切开 将甲状腺从上到下切开，保持每个腺叶（右叶、左叶或峡部）的位置。根据病例类型，可全部提交标本或选取代表性组织块。本例已诊断为甲状腺乳头状癌，因此整个甲状腺标本全部提交

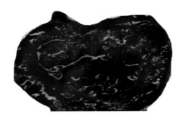 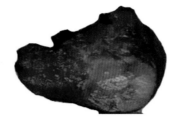 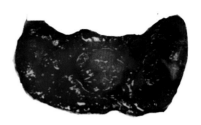

肉样结节伴出血区域　　　　　　　淡褐色质硬结节　　　　　　边界清楚的淡粉色结节

图 3.15　甲状腺结节标本　甲状腺结节的各种大体表现

3.6.2　甲状腺切除术标本：记录模板

收到新鲜 / 福尔马林固定的标本，标记为"＿＿＿"，是一件甲状腺全切除术标本（或甲状腺右叶 / 左叶）（重 ＿＿＿g，右叶体积 ＿＿＿cm × ＿＿＿cm × ＿＿＿cm，左叶体积 ＿＿＿cm × ＿＿＿cm × ＿＿＿cm，峡部体积 ＿＿＿cm × ＿＿＿cm × ＿＿＿cm）。表面被膜完整 / 破损。

标本连续切开，在左叶 / 右叶的上部 / 中部 / 下部，有一个 ＿＿＿cm 棕灰色 / 黄色、质硬 / 凝胶状 / 钙化结节，边界清楚（或有最大径为 ＿＿＿cm 至 ＿＿＿cm 的多个结节）。甲状腺实质的其余部分呈暗红色，均质。

墨汁代码
- 蓝色：甲状腺前表面
- 黑色：甲状腺后表面
- 红色：前峡部和后峡部

组织块编号

从上到下连续切取组织块，如下所示。
- A1~A11：左叶，依次从上到下

- A12~18：峡部，从左到右
- A19~29：右叶，依次从上到下

3.7　喉切除术标本

3.7.1　喉切除术标本：取材技巧

- 用 4 种不同颜色涂抹左右前表面（图 3.16）和左右后表面（图 3.17，3.18）。
- 如果有支气管，在其切缘涂染其他颜色。
- 如果有甲状腺，保持其附着，并在其左右前表面涂染墨汁（与在没有甲状腺的标本上涂染一样）。
- 如果有甲状腺，则切取的组织要含有甲状腺，以评估甲状腺内的侵犯情况。
- 沿标本后面打开标本，并沿中线切开（图 3.19）。
- 寻找异常组织或肿瘤，如有，测量其大小并记录其位置。
- 切取支气管切缘做冰冻切片。
- 同时，切取左右黏膜切缘做冰冻切片。
- 放置一根木棍，使标本在固定时保持打开状态（图 3.20）。
- 固定后，连续垂直切取会厌和声门。用

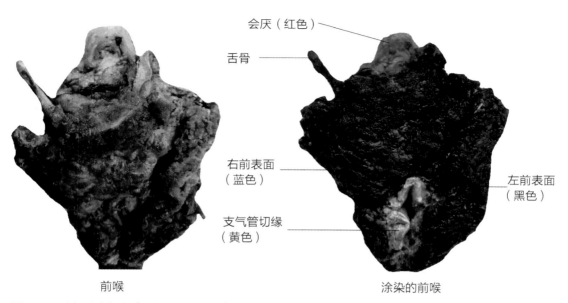

会厌（红色）

舌骨

右前表面
（蓝色）

左前表面
（黑色）

支气管切缘
（黄色）

前喉

涂染的前喉

图 3.16　喉切除术标本（福尔马林固定后）：前面观和涂染　喉切除术标本的右前表面涂染一种颜色，左前表面涂染另一种颜色。会厌也应该涂染第三种颜色。这个标本包括一个支气管切开处，在皮肤周围涂染黄色

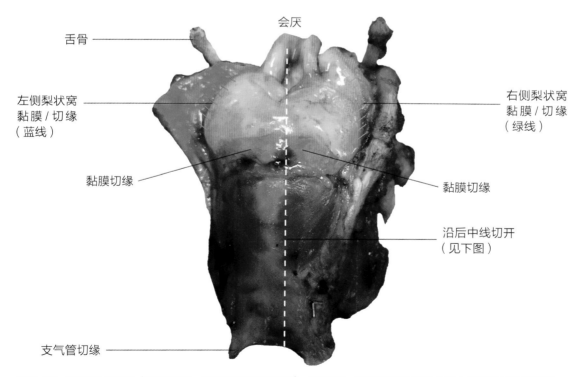

会厌

舌骨

左侧梨状窝
黏膜 / 切缘
（蓝线）

右侧梨状窝
黏膜 / 切缘
（绿线）

黏膜切缘

黏膜切缘

沿后中线切开
（见下图）

支气管切缘

图 3.17　喉切除术标本（新鲜标本，即福尔马林固定前）：后面观　显示这件喉切除术标本后面的结构和切缘

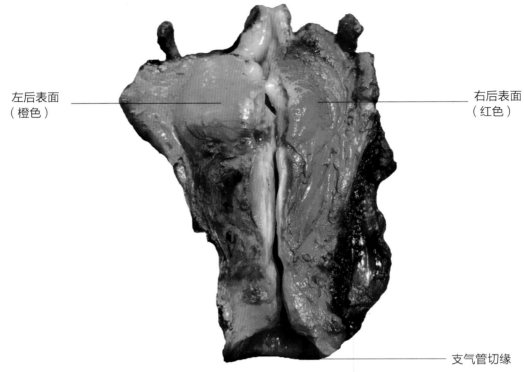

左后表面
（橙色）

右后表面
（红色）

支气管切缘

图 3.18 喉切除术标本：后面观和涂染 将喉切除术标本沿着后表面中线纵向切开。与图 3.16 相似，左后表面涂染一种颜色，右后表面涂染另一种颜色。支气管切缘涂染第三种颜色

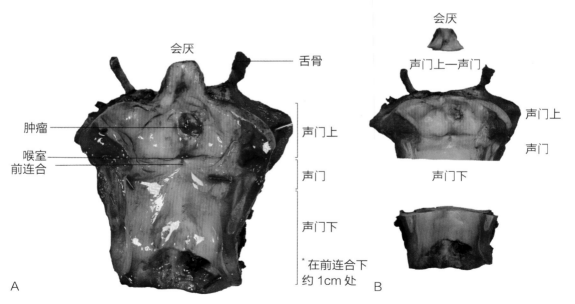

会厌

舌骨

肿瘤

喉室
前连合

声门上

声门

声门下

* 在前连合下
约 1cm 处

A

会厌

声门上—声门

声门上

声门

声门下

B

图 3.19 喉切除术标本：打开后观察 注意这个打开的喉切除术标本的内部解剖结构是正常的。声门下位于前连合下方约 1cm 处，会厌下面有一个肿瘤（A）。注意 B 为福尔马林固定的切开标本，已将会厌和声门上 / 声门与声门下分离

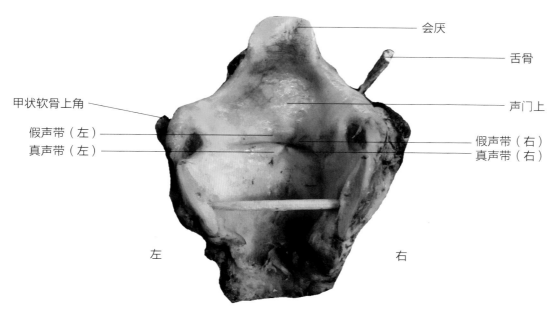

图 3.20 喉切除术标本：固定后打开观察 打开的喉切除术标本用一根小木棍撑开，用福尔马林固定 8 小时以上。再次注意解剖结构

一根折断的木棍标记含有肿瘤或其他异常的组织薄片。这样很容易跟踪哪些区域是异常的，应该切取并提交。

- 声门上 – 声门和声门下的组织块要分开摆放，并按以下顺序提交。

  左后方：从中间到外侧提交。

  左前方：从外侧到中间提交。

  右前方：从中间到外侧提交。

  右后方：从外侧到中间提交。

- 如果肿瘤位于后面，靠近梨状窝，则水平切开，从上到下切取并提交组织块（图 3.21）。

- 在声门上 – 声门的每个组织块上涂抹一个墨点，以指示声门上部分（图 3.22）。这样在显微镜下更容易辨别真假声带。

3.7.2 喉切除术：记录模板

收到新鲜标本，标记为 "＿＿"，为一件全喉切除术标本（体积 ＿＿ cm × ＿＿ cm × ＿＿ cm），包括舌骨。标本上附着右侧 / 左侧 / 左右甲状腺叶。前面是支气管切开处，皮肤呈棕白色 / 褐色（长 ＿＿ cm，宽 ＿＿ cm）。标本从后面打开，显示一个体积 ＿＿ cm × ＿＿ cm × ＿＿ cm 灰白色易碎 / 溃烂 / 结节 / 病变，位于声门上 / 声门 / 声门下，在连合上 / 下 ＿＿ cm，距支气管远端切缘 ＿＿ cm，距黏膜切缘 ＿＿ cm。肉眼观，肿瘤似乎浸润 / 不浸润固有层，似乎浸润 / 不浸润甲状腺。病变累及 / 不累及真假声带。其余黏膜呈棕色 / 粉红色，无特殊表现 / 伴有水肿等。

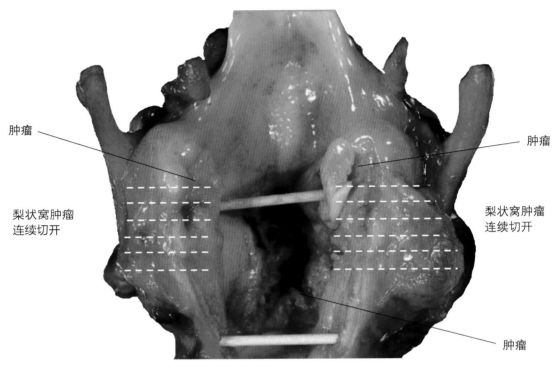

肿瘤

肿瘤

梨状窝肿瘤
连续切开

梨状窝肿瘤
连续切开

肿瘤

图 3.21　喉切除术标本：切开　将梨状窝的肿瘤连续切开

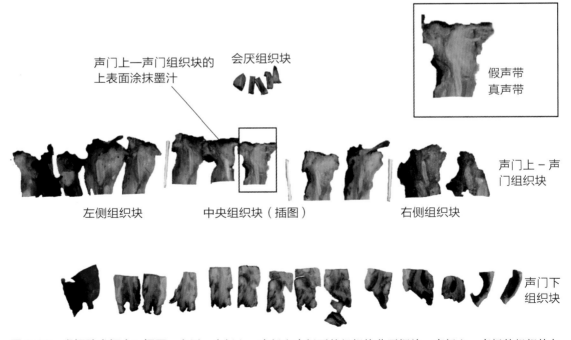

声门上—声门组织块的
上表面涂抹墨汁

会厌组织块

假声带
真声带

声门上 – 声
门组织块

左侧组织块　　　中央组织块（插图）　　　右侧组织块

声门下
组织块

图 3.22　喉切除术标本：切开　会厌、声门上 – 声门和声门下的组织块分开摆放。声门上 – 声门的组织块包括真假声带。注意放置的木棒，以寻找肿瘤部位。此外，声门上 – 声门的组织块的上表面（声门上表面）上有一个墨点，以帮助寻找其方位

墨汁代码

- 蓝色：喉右前表面
- 黑色：喉左前表面
- 红色：会厌
- 黄色：支气管切开部位
- 橙色：左后表面
- 红色：右后表面
- 紫色：支气管切缘

组织块编号

- A1：会厌，代表性组织块
- A2~A4：声门上 – 声门，左后方，从中间到外侧提交
- A5~A8：声门上 – 声门，左前方，从外侧到中间提交
- A9~A15：声门上 – 声门，右前方，从中间到外侧提交
- A16~A20：声门上 – 声门，右后方，从外侧到中间提交
- A21~A24：声门下，代表性组织块，左后方，从中间到外侧提交
- A25~A29：声门下，代表性组织块，左前方，从外侧到中间提交
- A30~A33：声门下，代表性组织块，右前方，从中间到外侧提交
- A34~A39：声门下，代表性组织块，右后方，从外侧到中间提交

推荐阅读

1. Faquin W. The thyroid gland: recurring problems in histologic and cytologic evaluation. Arch Pathol Lab Med, 2008,132(4):622–632.
2. Gnepp DR, Barnes L, Crissman J, et al. Recommendations for the reporting of larynx specimens containing laryngeal neoplasms. Am J Clin Pathol, 1998,110:137–139.
3. Helliwell TR, Giles TE. Pathological aspects of the assessment of head and neck cancers: United Kingdom National Multidisciplinary Guidelines. J Laryngol Otol, 2016,130(Suppl S2):59–65. https://doi.org/10.1017/S0022215116000451.
4. Hiatt JL, Gartner LP. Palate, pharynx, and larynx. In: Textbook of head and neck anatomy. 4th ed. Philadelphia: Lippincott Williams & Wilkins. 2009: 243–262.
5. Lydiatt WM, Patel SG, Ridge JA, et al. Staging head and neck cancers. In: Amin MB, editor-in-chief. AJCC cancer staging manual. 8th ed. Chicago: American College of Surgeons. 2018: 55–65. https://doi.org/10.1007/978-3-319-40618-3.

第4章　胃肠道标本

Monica B. Lemos, Mary Schwartz

4.1　概述

胃肠道标本是大体取材最常见的外科病理学标本。胃肠道标本除了大量活检标本，还有许多更常见的常规大标本，包括阑尾切除术标本、胆囊切除术标本和结肠切除术标本。无论有无明显的肿瘤病变，推荐标准的大体评估和取材方法。如果在显微镜下意外发现肿瘤，这种取材方法可以确保能够获得所需的重要信息，如切缘状态。本章提供了在外科病理学取材过程中可能遇到的各种类型胃肠道标本的大体检查方法。

4.2　食管 – 胃切除术标本

标本包括部分食管和胃（图 4.1 和 4.2）。

4.2.1　胃切除术标本：记录模板

收到新鲜 / 福尔马林固定的标本，标记为"___"，是一件全胃切除术 / 次全胃切除术标本。大弯长 ___cm，小弯长 ___cm。近端切缘周长 ___cm，远端切缘周长 ___cm。带有部分十二指肠（长 ___cm，周长 ___cm）。

浆膜表面呈棕红色、光滑、有光泽 / 部分区域粘连或穿孔（粘连或穿孔区域用 ____ 墨汁标记）。胃壁厚 ____cm。

标本沿大弯切开，显示一个易碎 / 蕈伞状 / 息肉样质硬肿瘤，大小 ____cm × ____cm，位于大弯 / 小弯或贲门 / 胃底 / 胃窦 / 幽门前区。肿瘤距近端切缘 ____cm，距远端切缘 ____cm。肉眼观，肿瘤侵犯 / 未侵犯固有肌层，并侵犯 / 未侵犯胃周软组织。其余黏膜无明显异常，皱褶正常。在胃周附着的脂肪组织中有 ____ 枚淋巴结，最大直径从 ____cm 到 ____cm。

墨汁代码

- 蓝色：近端切缘
- 黑色：远端切缘

组织块编号

- A1：近端切缘
- A2：远端切缘
- A3~A10：肿瘤
- A11：正常胃
- A12：淋巴结

近端胃　　　　　　　　　食管

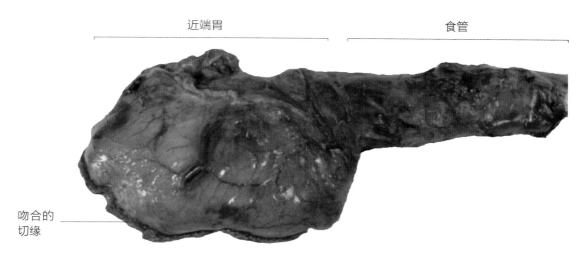

吻合的
切缘

图 4.1　食管－胃切除术标本　注意包括食管，近端胃的一部分沿着手术切缘用吻合钉固定。直接在吻合钉下方切开，在切缘涂抹墨汁

胃部　　　　　　　　　食管

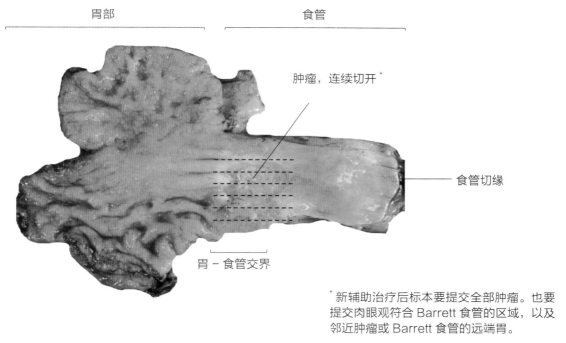

肿瘤，连续切开*

食管切缘

胃－食管交界

* 新辅助治疗后标本要提交全部肿瘤。也要提交肉眼观符合 Barrett 食管的区域，以及邻近肿瘤或 Barrett 食管的远端胃。

图 4.2　食管－胃切除术标本：打开后　胃应该沿大弯打开。注意食管黏膜和胃黏膜的皱褶部分。胃－食管交界处可见一个肿瘤。切取肿瘤区域的纵切面。同时提交近端和远端切缘

4.2.2 食管切除术标本：记录模板

收到新鲜 / 福尔马林固定的标本，标记为"____"，是一件食管切除术标本（长 ____cm，周长 ____cm），附着小部分胃（长 ____cm，周长 ____cm）。浆膜表面棕红色，光滑，附着脂肪组织。

食管黏膜表面可见一个棕色 / 棕褐红质硬易碎 / 蕈伞样肿块，大小 ____cm × ____cm，位于食管 – 胃交界处，侵犯 / 未侵犯固有肌层和软组织。肿瘤距近端切缘约 ____cm，距远端切缘 ____cm。食管黏膜的其余部分未见明显异常。胃黏膜呈棕色 / 浅棕色 / 红斑状，皱褶正常。在食管旁组织中，发现 ____ 枚淋巴结，最大径从 ____cm 到 ____cm。在胃旁组织中，发现 ____ 枚淋巴结，最大径从 ____cm 到 ____cm。

墨汁代码

- 蓝色：近端（食管）切缘
- 黑色：远端（缝合胃）切缘

组织块编号

- A1：近端切缘
- A2：远端切缘
- A3~A10：肿瘤
- A11~A12：正常食管
- A15：胃黏膜

4.3 回肠造口术标本

各种肠道疾病可能需要临时回肠造口术。这些疾病包括炎性肠病、肠肿瘤和肠损伤等。回肠造口术后，将回肠造口术标本送检病理科（图 4.3 和 4.4）。

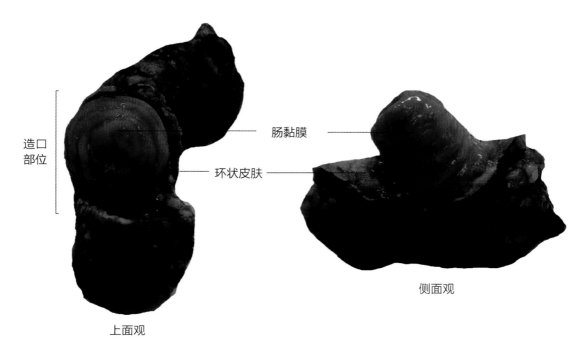

造口部位

肠黏膜

环状皮肤

上面观

侧面观

图 4.3 回肠造口术标本 由一部分肠和一圈皮肤组成。测量造口部位直径和造口周围皮肤切缘的周长

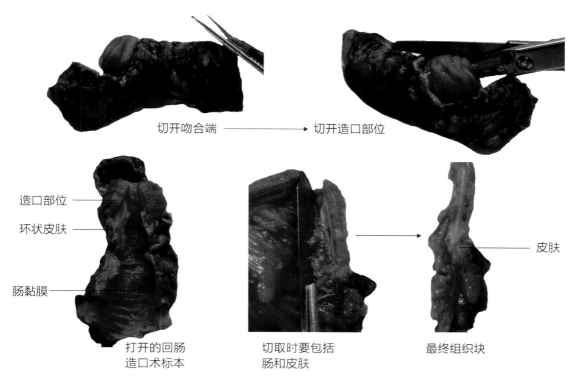

切开吻合端 → 切开造口部位

造口部位
环状皮肤
肠黏膜

皮肤

打开的回肠
造口术标本

切取时要包括
肠和皮肤

最终组织块

图 4.4　回肠造口术标本：切开　在吻合钉下方切开，去除吻合钉。切开造口部位。切取的组织块要包括皮肤和黏膜

回肠造口术标本：记录模板

收到新鲜 / 福尔马林固定的标本，标记为"＿＿"，是一件回肠造口术标本（长＿＿cm，周长＿＿cm）。包含一件造口部位（直径＿＿cm）。造口部位周围有一圈棕褐色的皮肤（宽＿＿cm）。浆膜呈棕白色。黏膜呈棕褐色，皱襞正常，肉眼检查未发现病变。肠壁厚＿＿cm。

组织块编号

- A1~A2：切缘
- A3~A4：代表性组织块

4.4　小肠切除术标本

小肠的一部分可能因为肿瘤（图 4.5 和4.6）或憩室（图 4.7）等手术指征而被切除。

4.5　大肠切除术标本

4.5.1　大肠切除术标本：取材技巧

（1）有肿瘤的结肠。

- 在肿瘤上方的浆膜面和脂肪涂抹墨汁，以便在显微镜下确定肿瘤浸润结肠壁的范围。

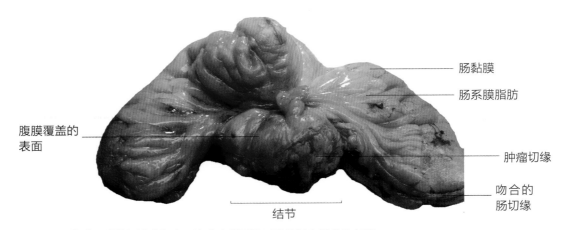

图 4.5   **小肠浆膜下肿块切除术标本**   注意腹膜覆盖区以及肠和肿块的切缘

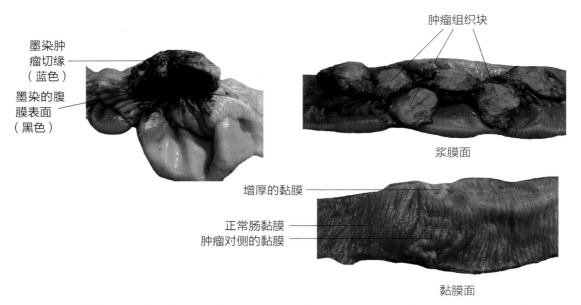

图 4.6   **小肠浆膜下肿瘤切除术标本，涂抹墨汁并切开**   邻近肿瘤的软组织切缘涂染一种颜色，肿瘤旁的腹膜表面涂染另一种颜色。然后将肿瘤连续切开。注意肿瘤累及区域的肠黏膜表面的变化

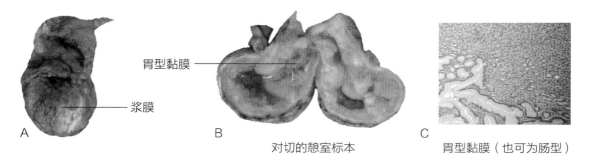

图 4.7   **梅克尔 (Meckel) 憩室切除术标本**   完整（A）和对切（B）。有一个区域为胃型黏膜，肉眼和镜下（C）均可见（HE 切片图片由 Houston Methodist Hospital Andreia Barbieri 医师提供）

- 用不同颜色的墨汁涂染近端切缘和远端切缘。
- 打开结肠后，确定肿瘤的位置、大小及其与切缘的距离（图 4.8 和 4.9）。
- 如有肿瘤（图 4.8~4.13）、憩室炎（图 4.14~4.17）、炎症性肠疾病（图 4.18~4.20）或缺血（图 4.21 和 4.22）等手术指征，可以切除大肠节段。
- 除肿瘤附近的脂肪外，还应除去其他浆膜上的脂肪。将肿瘤近端脂肪与远端脂肪分开放置。
- 取肿瘤的纵切面（即平行于结肠的长轴切面），有助于显示肿瘤与邻近正常肠管及其他邻近结构的关系（图 4.11）。
- 切取的组织块一定要包括肉眼观下肿瘤最深浸润部分（例如，浸润肌壁或结肠周围脂肪）。
- 如果肿瘤非常接近近端切缘或远端切缘，则切取包括切缘和肿瘤的垂直切面。否则（如果肿瘤距离切缘较远），则平行于切缘切取组织块，表面向上提交（图 4.11）。
- 在脂肪中寻找淋巴结，并分开提交近端脂肪、远端脂肪和瘤周脂肪内的淋巴结。

（2）结肠憩室。

- 切开标本前，仔细观察外表面有无浆膜渗出物或粘连的区域（图 4.14 和 4.15）。这些区域是穿孔的部位。
- 如果发现有粘连区域，则涂抹墨汁，但要去除非炎症性的脂肪组织。
- 纵向切开，有助于确定憩室（图 4.16 和 4.17）。

（3）结肠炎症性肠病。

- 对于炎症性肠病（溃疡性结肠炎和克罗恩病）的病例，应记录黏膜变化（黏膜红斑、溃疡、假息肉等）的分布（斑片

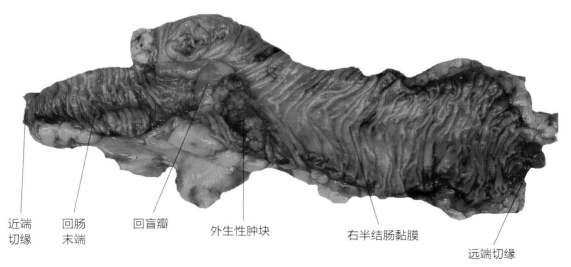

近端切缘　回肠末端　回盲瓣　外生性肿块　右半结肠黏膜　远端切缘

图 4.8　右半结肠切除术标本　此标本包括一部分回肠、盲肠和右半结肠。盲肠回盲瓣附近有一个外生性肿块。应记录肿瘤的位置、大小及其与近端切缘、远端切缘的距离。切取近端切缘和远端切缘的组织块之前，要先涂抹墨汁

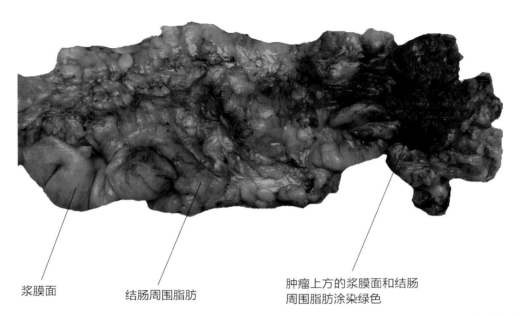

浆膜面　　　　结肠周围脂肪　　　　肿瘤上方的浆膜面和结肠
　　　　　　　　　　　　　　　　　周围脂肪涂染绿色

图4.9　右半结肠切除术标本：涂抹墨汁　将肿瘤上方的浆膜面和结肠周围脂肪涂抹墨汁，有助于评估肿瘤浸润的深度

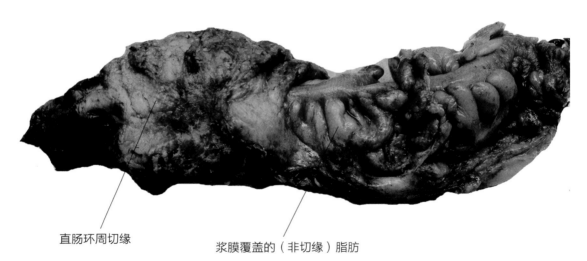

直肠环周切缘　　　　　　浆膜覆盖的（非切缘）脂肪

图4.10　直肠切除术标本：环周切缘　环周切缘是直肠的无腹膜裸露区，位于直肠前后。外科医师从这里离断组织

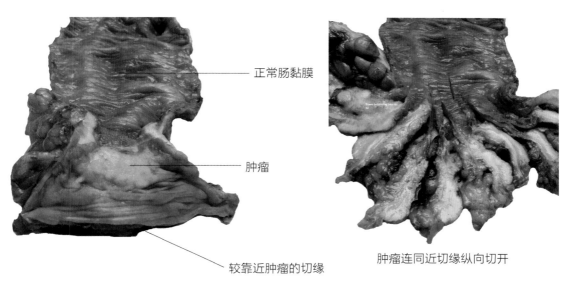

正常肠黏膜

肿瘤

较靠近肿瘤的切缘

肿瘤连同近切缘纵向切开

图 4.11　结肠肿瘤切除术标本：纵向切开　纵向切开有助于显示肿瘤与邻近结构的关系。当肿瘤非常接近其中一个切缘时，纵向切开尤为重要

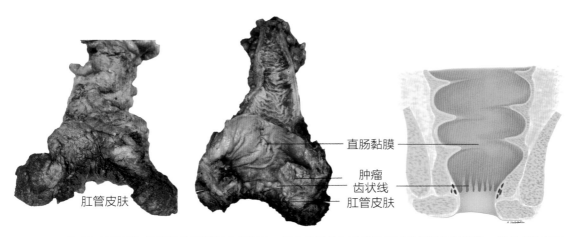

直肠黏膜

肿瘤
齿状线
肛管皮肤

肛管皮肤

图 4.12　带有肛管黏膜和齿状线的直肠切除术标本　用大体照片和示意图展示齿状线的解剖学。齿状线位于肛瓣的下缘，将肛管的上 2/3 和下 1/3 分开。应注意该区域有无如本例中那样肿瘤跨越齿状线或累及齿状线的情况（示意图由 Houston Methodist Hospital Ahmed Shehabeldin 医师提供）

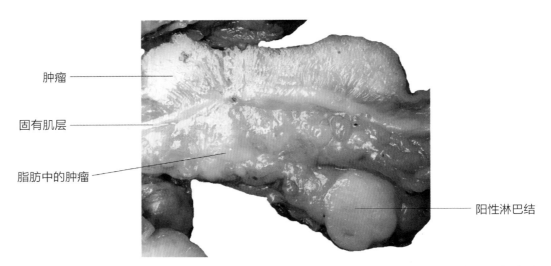

肿瘤

固有肌层

脂肪中的肿瘤

阳性淋巴结

图 4.13　结肠肿瘤切除术标本：浸润深度　重要的是肉眼评估结肠肿瘤的浸润深度，并提交肉眼观最深浸润区域的组织块。切开显示肿瘤明显浸润脂肪，肉眼可见一枚淋巴结有转移（阳性）

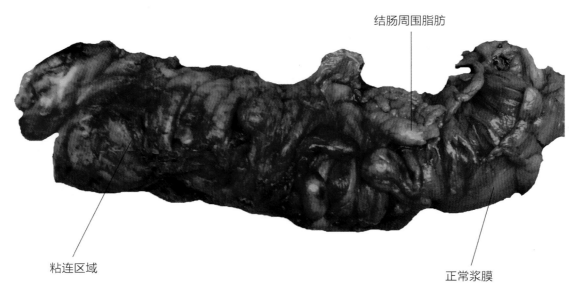

结肠周围脂肪

粘连区域

正常浆膜

图 4.14　憩室炎标本　当结肠有憩室病变时，取材之前要先确定结肠表面有无粘连或渗出物。这些区域可能是憩室破裂或结肠穿孔的部位

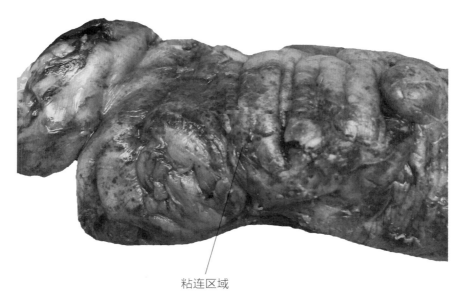

粘连区域

图 4.15　有憩室炎的结肠标本：粘连　图示结肠表面粘连伴憩室炎

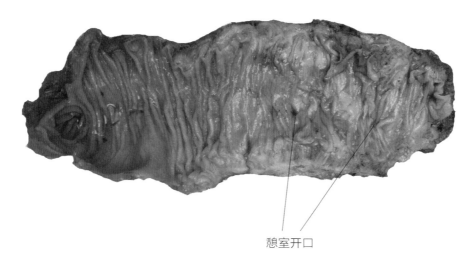

憩室开口

图 4.16　有憩室炎的结肠标本：黏膜表面　在这个肠段的黏膜表面有几个憩室开口

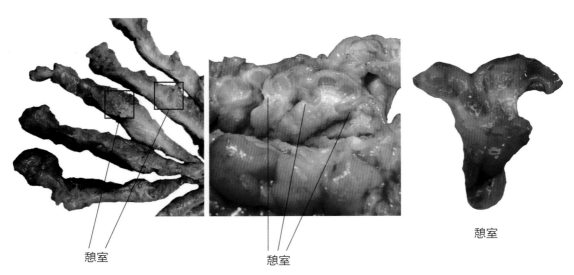

图 4.17　有憩室炎的结肠标本：切开　应纵向切开，提交憩室，以供显微镜下检查。组织块应包括憩室到结肠壁的整个深度

状与连续性），以及是否存在狭窄（图4.18~4.20）。

- 一定要评估有无结节或肿块。
- 结肠周围脂肪组织中常有大量淋巴结。在炎症性肠病的病例中，常可发现数十个淋巴结。

（4）结肠缺血。

- 评估浆膜面并注意颜色变化。浆膜面通常发黑，色泽灰暗（图4.21）。
- 评估有无粘连、浆膜渗出物或穿孔。
- 检查黏膜外观，注意黏膜皱褶是否凹陷、变平或变色。
- 检查血管，以评估有无肉眼可见明显的血栓或其他血管病变的部位。
- 某些伴有破裂和粘连的病例，可能会与其他结构粘连。注意图4.21和4.22所示粘连的卵巢。卵巢和结肠之间的粘连区域涂染成绿色。除了提供肠切缘和肠壁

的代表性组织块，还要切取粘连部位的组织块，用显微镜检查结肠和卵巢之间的关系。

4.5.2　右半结肠切除术/回肠切除术标本：记录模板

收到新鲜/福尔马林固定的标本，标记为"＿＿"，是一件末端回肠（长＿＿cm，周长＿＿cm）、盲肠（长＿＿cm，周长＿＿cm）和右半结肠（长＿＿cm，周长＿＿cm）切除术标本。有阑尾（长＿＿cm，周长＿＿cm）/或未见阑尾。浆膜表面呈棕红色，光滑/有一个粘连区域，范围＿＿cm×＿＿cm，距离近端切缘＿＿cm，距远端切缘＿＿cm。沿着标本全长，附着有脂肪组织。

盲肠/回盲瓣/升结肠内有一个蕈伞状/溃疡性质硬的棕褐色肿块，体积＿＿cm×＿＿cm×＿＿cm。肉眼观，肿瘤侵犯/未侵

大量假息肉

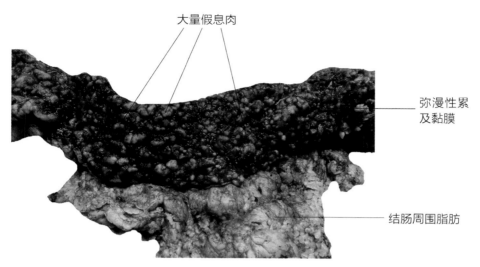

弥漫性累及黏膜

结肠周围脂肪

图 4.18　溃疡性结肠炎的结肠标本　多发性假息肉，弥漫性大肠黏膜受累

未受累黏膜（克罗恩病的跳跃性病变）

黏膜红斑

鹅卵石样黏膜

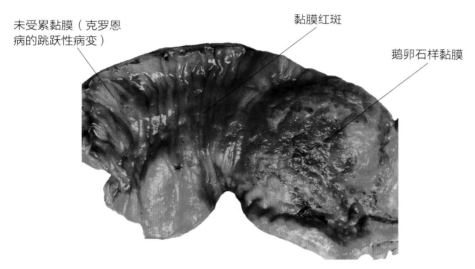

图 4.19　克罗恩病结肠标本　注意受累结肠呈斑片状分布以及黏膜红斑。鹅卵石样黏膜也是克罗恩病的特征之一

犯固有肌层 / 结肠周围脂肪。肿瘤距近端切缘 ___cm，距远端切缘 ___cm。

有 ___ 枚息肉（最大径 ___cm 到 ___cm），位于 ___，距肿瘤 ___cm，距近端切缘 ___cm。结肠周围脂肪组织找到 ___ 枚可能的淋巴结。

墨汁代码

- 黑色：环周切缘或肠系膜切缘
- 蓝色：肿瘤下方的浆膜
- 橙色：近端切缘
- 绿色：远端切缘

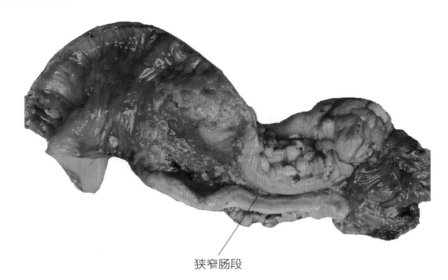

狭窄肠段

图 4.20　克罗恩病结肠标本：狭窄　像这样的狭窄是克罗恩病的常见表现

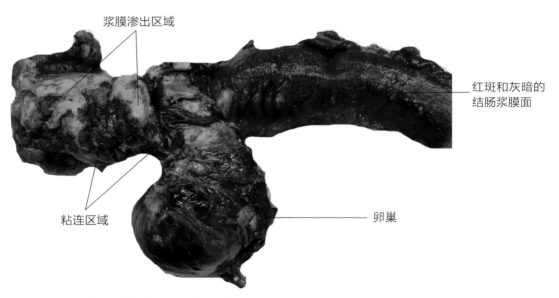

浆膜渗出区域

红斑和灰暗的
结肠浆膜面

粘连区域

卵巢

图 4.21　有卵巢粘连的肠管　肠管表现为缺血，浆膜面灰暗，有浆膜渗出物。存在广泛的粘连，包括卵巢粘
连。由于粘连致密，卵巢和结肠被一起手术切除

组织块编号

- A1：近端切缘 *

- A2：远端切缘 *

- A3：环周切缘 / 肠系膜切缘

- A4：阑尾尖端，对切

- A5：阑尾的代表性横切面

- A6~A10：肿块

- A11：息肉 1

- A12：息肉 2

- A13：非肿瘤性右半结肠，代表性组织块

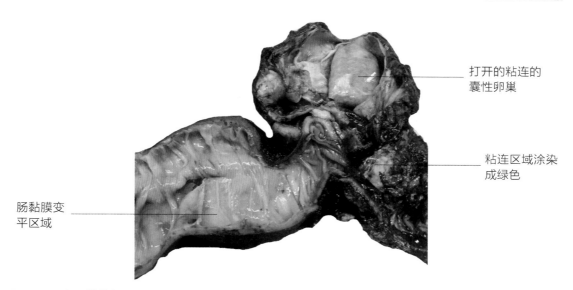

图 4.22　有卵巢粘连的肠管标本：切开后　粘连区域涂染成绿色，然后将卵巢对切并检查。在这个病例中，卵巢正好是囊性的

4.5.3 （直肠癌）低位前切除术标本：记录模板

收到新鲜 / 福尔马林固定标本，标记为"___"，是一段乙状结肠（长 ___cm，周长 ___cm）和一段直肠（长 ___cm，周长 ___cm），直肠带有肠周围脂肪组织和肠系膜脂肪组织。浆膜表面褐红色，有一个粘连区域，范围 ___cm × ___cm，距近端切缘 ___cm，距远端切缘 ___cm。

乙状结肠 / 直肠内有一个棕褐色溃疡 / 蕈伞状肿块，体积 ___cm × ___cm × ___cm，距近端切缘 ___cm，距远端切缘 ___cm，距环周切缘 ___cm。肉眼观，肿瘤侵犯 / 未侵犯固有肌层 / 肠周围脂肪组织。

有 ___ 枚息肉（最大径 ___cm 到 ___cm），位于 ___，距肿瘤 ___cm，距近端切缘 ___cm。结肠周围脂肪组织找到 ___ 枚可能的淋巴结。

墨汁代码

- 黑色：环周切缘
- 蓝色：近端切缘
- 橙色：远端切缘

组织块编号

- A1：近端切缘 *
- A2：远端切缘 *
- A3：环周切缘（如果是直肠肿瘤）
- A4~A10：肿块
- A11：息肉 1

- A14~A16：肿瘤附近脂肪组织的淋巴结
- A17~A19：肿瘤周围脂肪组织的淋巴结
- A20~A22：肿瘤远端脂肪组织的淋巴结
  * 注：如果靠近肿瘤，则提交垂直切缘。

- A12：息肉 2
- A13：非肿瘤性乙状结肠，代表性组织块
- A14：非肿瘤性直肠，代表性组织块
- A15~A16：肿瘤附近脂肪组织的淋巴结
- A17~A19：肿瘤周围脂肪组织的淋巴结
- A20~A22：肿瘤远端脂肪组织的淋巴结

*注：如果肿瘤非常靠近切缘，则取垂直切片。

4.6 阑尾切除术标本

图 4.23 显示阑尾的大体表现。并不总是可见浆膜渗出物（图 4.24）。

阑尾切除术标本：记录模板

收到新鲜/福尔马林固定的标本，标记

为"____"，是一件阑尾切除术标本，含有少量的阑尾周围脂肪。阑尾长 ____cm，直径 ____cm。近端切缘用墨汁涂成蓝色。阑尾外表面呈棕褐色，光滑/有浆膜渗出。标本连续切开，管腔直径从 ____cm 到 ____cm。无粪便或穿孔（或管腔部分充满粪便或脓性物质）。

墨汁代码

- 蓝色：近端切缘

组织块编号

- A1：阑尾尖端对切，全部提交；近端切缘墨汁面朝下
- A2：阑尾的代表性横切面

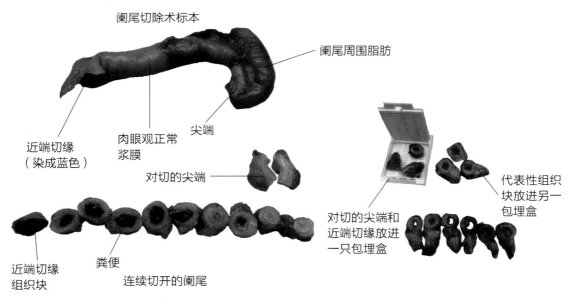

图 4.23 阑尾切除术标本 收到标本后，测量阑尾，并始终在近端切缘涂抹墨汁。然后检查浆膜表面有无异常，如渗出物和穿孔。远端的阑尾尖端应对切并完全提交。同时提交墨染的近端切缘（可以和尖端放在同一个包埋盒中提交）。最后，连续切开阑尾并提交代表性横切面组织块。如果阑尾大体正常，但临床上怀疑有阑尾炎，则应将整个阑尾提交镜检。在这些图像中，请注意近端切缘的蓝色墨汁，管腔内有粪便，阑尾尖端对切

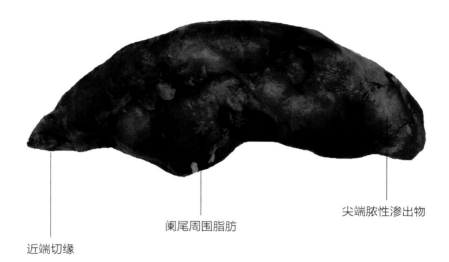

图 4.24　阑尾切除术标本：化脓性浆膜渗出物　注意在阑尾切除术标本的尖端有灰白色的渗出物

尖端脓性渗出物

阑尾周围脂肪

近端切缘

4.7　息肉切除术

图 4.25 显示了息肉的大体表现，包括连续切开。

息肉切除术：记录模板

收到的新鲜 / 福尔马林固定的标本，标记为 "___"，是一件棕褐色 / 红棕色息肉切除术标本，体积 ___cm × ___cm × ___cm，蒂直径 ___cm，长 ___cm。息肉的底部涂抹黑色墨汁。标本连续切开。切面呈棕红色、橡皮感 / 稍易碎。按顺序从一端到另一端依次切开并全部送检，放在 A1~A___ 包埋盒中。

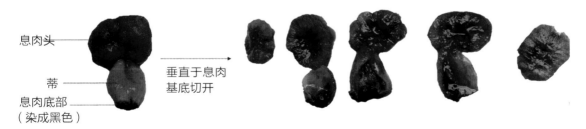

息肉头

蒂

息肉底部
（染成黑色）

垂直于息肉
基底切开

息肉切除术标本

连续切开的息肉

图 4.25　息肉切除术标本　这是一个带蒂的息肉。息肉的底部（蒂尖）应涂抹墨汁。当没有蒂的时候，在息肉的底部涂抹墨汁。息肉在与蒂平行平面连续切片，从一端到另一端依次切片。息肉的两端也可以放在同一个包埋盒中提交，但要标明在哪个包埋盒中

推荐阅读

1. Burroughs SH, Williams GT. Examination of large intestine resection specimens. J Clin Pathol, 2000,53:344–349. https://doi.org/10.1136/jcp.53.5.344.

2. Glickman JN, Odze RD. Epithelial neoplasms of the esophagus. In: Odze RD, Goldblum JR, editors. Surgical pathology of the GI tract, liver biliary tract and pancreas. Philadelphia: Elsevier. 2015: 674–709.

3. Plesec TP, Owens SR. Inflammatory and neoplastic disorders of the anal canal. In: Odze RD, Goldblum JR, editors. Surgical pathology of the GI tract, liver biliary tract and pancreas. Philadelphia: Elsevier. 2015. 887–918.

4. Poulin EJ, Shen J, Gierut JJ, et al. Pathology and molecular pathology of colorectal cancer. In: Loda M, Mucci L, Mittelstadt M, et al, editors. Pathology and epidemiology of cancer. Cham: Springer. 2017: 409–446. https:// doi.org/10.1007/978-3-319-35153-7_22.

5. Royston D, Warren B. Pathology of anorectal and colonic specimens. In: Givel JC, Mortensen N, Roche B, editors. Anorectal and colonic diseases. Berlin: Springer. 2010. 81–115. https://doi. org/10.1007/978-3-540-69419-9_7.

6. Shen S, Haupt B, Ro J, Baily HR, Schwartz M. Number of lymph nodes examined and associated clinicopathologic factors in colorectal carcinoma. Arch Pathol Lab Med, 2009,133:781–786. https://doi. org/10.1043/1543-2165-133.5.781.

第 5 章　肝胆胰脾标本

Monica B. Lemos, Mary Schwartz

外科病理学取材室接收的肝胆胰脾标本的数量取决于各个医院的实践环境。其中一些标本，如胰十二指肠切除术标本，可能非常复杂。胰十二指肠切除术，也称为 Whipple 手术，标本包括胰头、部分胆管、部分远端胃和部分十二指肠。Whipple 手术通常用于胰头、胆总管远端或 Vater 壶腹的肿瘤切除。Whipple 手术标本是低年资病理医师和不熟悉该标本的取材员遇到的最容易引起焦虑的标本之一。由于不经常处理这些标本，可能缺乏取材信心。本章概述了肝胆胰脾标本（包括胰十二指肠切除术标本）的逐步处理程序，可为这些标本的正确取材提供有用的指导。

5.1　肝切除术标本

肝切除术标本：取材技巧

- 用浅色墨汁画出肝段表面的轮廓（黄色效果最好）。然后，用不同的颜色，在画出的格子内涂抹每个肝段的表面（图 5.1~5.5）。这种方法可以减少整个肝脏的墨染时间。

- 在肝脏连续切片之前，不要忘记取血管切缘和肝管切缘（图 5.6 和 5.7）。

肝切除术标本：记录模板

收到新鲜 / 福尔马林固定的肝切除术标本，体积 ____cm × ____cm × ____cm，附着完整胆囊（长 ____cm，最大径 ____cm）。

肝被膜红褐色，光滑（肝硬化患者的肝被膜呈弥漫性结节状，结节范围从 ____cm 到 ____cm）。肝表面有一个收缩区，范围 ____cm × ____cm。标本连续切开，在第 ____ 节段内有一个棕灰色肿块（描述肿块的其他特征，如坏死、出血、钙化等）。肿块距被膜表面 ____cm。

胆囊表面呈棕红色，胆囊管长 ____cm，最大径 ____cm。胆囊腔内有深绿色胆汁。黏膜呈绿色，有黄色斑点，符合胆固醇沉积（或天鹅绒样绿色和小梁状）。胆囊壁厚 ____cm。

墨汁代码

- 黑色：第 8 段表面
- 紫色：第 2 段表面
- 橙色：第 3 段表面
- 红色：第 4 段表面

图 5.1　肝切除术标本
此图显示全肝切除术标本，前面观。注意左叶、右叶、镰状韧带和尾状叶

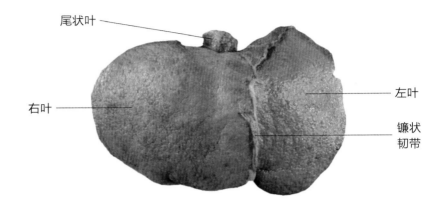

尾状叶

左叶

右叶

镰状韧带

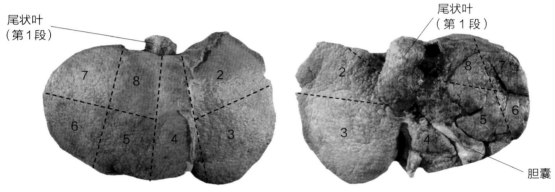

尾状叶
（第 1 段）

尾状叶
（第 1 段）

胆囊

图 5.2　肝切除术标本：肝段，前面观　解剖学上，肝脏分为 8 个肝段

图 5.3　肝切除术标本：后面观　还要注意胆囊的附着位置

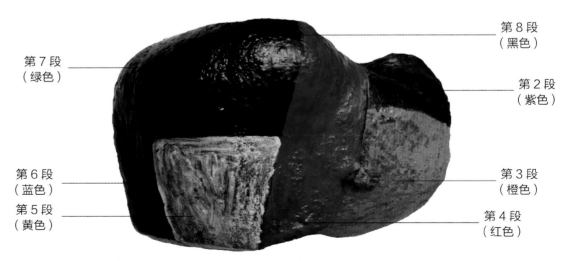

第 8 段
（黑色）

第 7 段
（绿色）

第 2 段
（紫色）

第 6 段
（蓝色）

第 3 段
（橙色）

第 5 段
（黄色）

第 4 段
（红色）

图 5.4　肝切除术标本：涂抹墨汁，前面观　肝脏表面的每一个解剖学节段都涂抹了不同的颜色。在肝脏连续切开后，墨迹标识有助于描述病变在相应肝段的位置（见图 5.6 和 5.7）

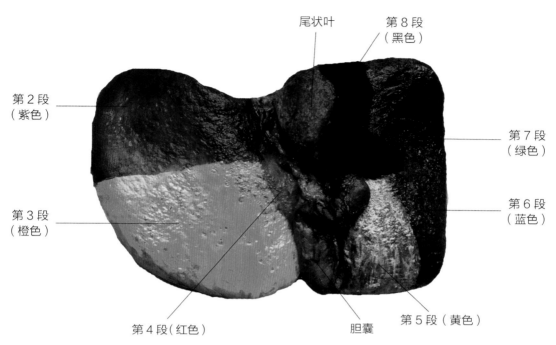

图 5.5　**肝切除术：涂抹墨汁，后面观**　各个肝段已涂抹墨汁，使用与前面观（图 5.4）相同的颜色

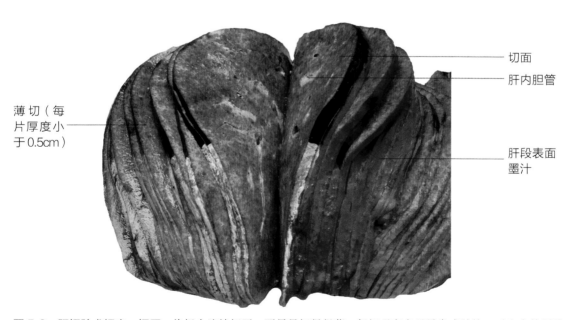

图 5.6　**肝切除术标本：切开**　将标本连续切开，要尽量切得很薄，仔细观察有无异常或肿块。对比术前肝脏影像学检查结果，查看有无任何影像学上识别的病灶，如有，再看病灶位于哪个肝段。这有助于取材员重点关注这个肝段，以便识别影像学检测到的病变

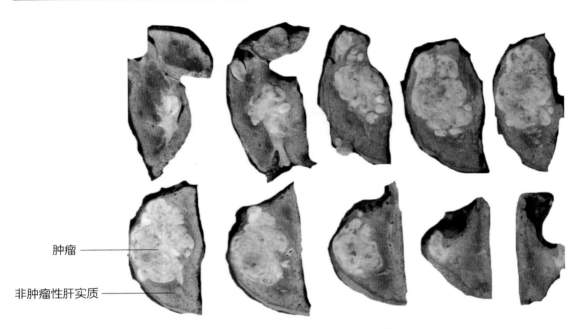

图 5.7　肝切除术标本：**连续切开，查找肿瘤**　在不同的肝段表面涂抹墨汁之后，将肝脏连续切开，要尽量切得很薄，可以在连续切片中确定任何肿瘤的位置。注意这例看到的棕白色肿块

- 黄色：第 5 段表面
- 蓝色：第 6 段表面
- 绿色：第 7 段表面
- 无颜色：尾状叶表面

组织块编号

- A1：肝管和血管切缘
- A2~A6：第 ＿＿＿ 段病变
- A7：第 ＿＿＿ 段肝实质的代表性组织块
- A8：胆囊的代表性组织块

5.2　胆囊切除术标本

在检查胆囊表面（图 5.8），提交胆囊管切缘（图 5.9）后，打开胆囊，检查黏膜表面，切取代表性组织块（图 5.10）。

胆囊切除术标本：记录模板

收到新鲜 / 福尔马林固定的标本，标记为"胆囊"，是一件完整的 / 已剖开的胆囊切除术标本（长 ＿＿＿ cm，最大周径 ＿＿＿ cm），有胆囊管。浆膜表面呈棕绿色 / 绿色等，胆汁呈深绿色。黏膜呈丝绒状，呈绿色 / 粉绿色小梁状，伴有胆固醇沉积 / 多个黄色颗粒状息肉（最大径 ＿＿＿ cm 至 ＿＿＿ cm）。胆囊壁厚 ＿＿＿ cm。有多个绿色 / 黑色 / 黄绿色和光滑 / 颗粒状 / 不规则形状的胆结石（最大径 ＿＿＿ cm 至 ＿＿＿ cm）。发现一个棕红色淋巴结。

组织块编号

- A1：胆囊的代表性组织块（包括胆囊管切缘和三块胆囊）

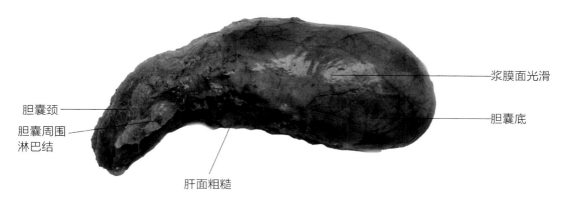

图 5.8　胆囊切除术标本　胆囊切除术标本的浆膜面光滑，肝面粗糙（外科医师在此处将胆囊从肝表面切除），有一枚胆囊周围淋巴结。在检查胆囊其他部位之前，不要忘记评估有无胆囊周围淋巴结

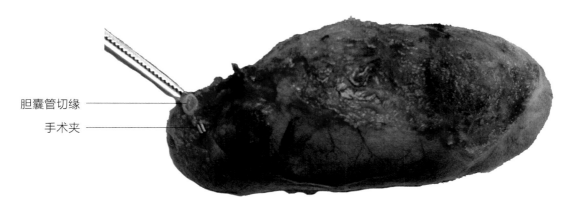

图 5.9　胆囊切除术标本：胆囊管切缘　胆囊管切缘应提交（表面朝上），通常有吻合钉或手术夹标记

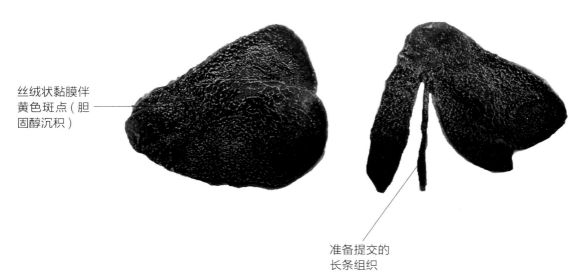

图 5.10　胆囊切除术标本：切开　胆囊打开后，清除胆囊内的胆汁和可能存在的结石。然后检查黏膜表面。图为胆囊黏膜，有黄色斑点，提示胆固醇沉积。提交胆囊的代表性组织块；纵向切取组织块，可以获得最大表面积用于镜下检查

- A2：淋巴结（如有）

5.3 Whipple 切除术标本（胰十二指肠切除术标本）

Whipple 切除术标本：取材技巧

- 收到 Whipple 切除术标本时，确定其方向，使胃位于取材员左侧，十二指肠位于右侧（图 5.11）。以这种方式定位时，胰腺切缘朝向取材员。

- 从可见的胰腺表面探测胰管。将此表面涂抹墨汁，然后切取一块或两块切缘，提交冷冻切片评估（表面朝上）。

- 病理技术员了解组织块的正确方向对诊断是有帮助的，因此将削取的胰腺切缘放在冷冻夹头上时，应将探针留在胰管内。

- 确定胆总管切缘的位置并涂抹墨汁。削取此切缘并提交冷冻切片，表面朝上。

- 查找后腹膜切缘的方法（图 5.12）：取材员将左手中指放在胰腺切缘上面，示指放在血管沟内，拇指放在胰腺另一端。示指和拇指之间的区域是后腹膜切缘（图 5.13）。

- 保持标本方向，如上文所述，即胃在左侧，十二指肠在右侧。

- 在血管沟上涂抹与其他地方不同颜色的墨汁，血管沟靠近后腹膜切缘，看起来有点凹陷。

- 有时外科医师可能会要求做腹膜切缘的冷冻切片。在这种情况下，触摸标本表面并提交最硬的区域切片（肿瘤最接近切缘的位置）。

- 探查壶腹，并作为第一个提交的组织块（在提交切缘后），然后再进一步进行大体检查（图 5.14）。这有助于避免在固定和切开后无法定位壶腹。

- 打开胰管和胆总管，在其打开的切缘上

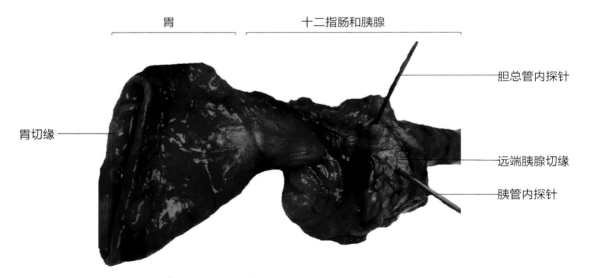

图 5.11　胰十二指肠切除术（Whipple 手术）标本　标本包括胰腺、部分胃和部分十二指肠。这里所见的探针位于胰管和胆总管内。提交胆总管切缘和胰腺切缘做冷冻切片。胰腺切缘的取材方法：可见的胰腺表面全部削取，放入一个或两个包埋盒（表面朝上）

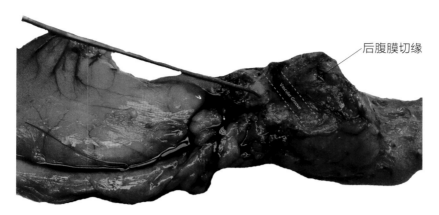

后腹膜切缘

图 5.12　胰十二指肠切除术（Whipple 手术）标本：血管沟和后腹膜切缘　血管沟是一个线性的凹痕，外科医师从这里剥离肠系膜上动脉。后腹膜切缘与血管沟相邻，查找后腹膜切缘的方法见图 5.13

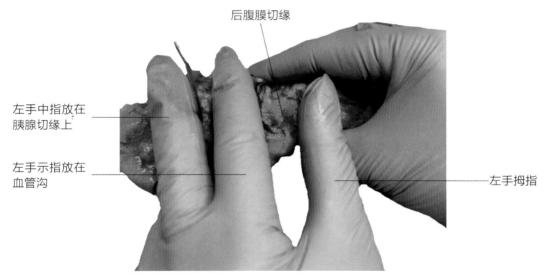

后腹膜切缘

左手中指放在
胰腺切缘上

左手示指放在
血管沟

左手拇指

图 5.13　胰十二指肠切除术（Whipple 手术）标本：查找后腹膜切缘　血管沟是胰腺表面线性的轻微凹陷。要找到后腹膜切缘，应将左手中指放在胰腺切缘上（图 5.11），左手示指沿血管沟放置。左手拇指位于胰腺末端，与胰腺切缘相对。后腹膜切缘位于凹槽（示指）和胰腺末端（拇指）之间。后腹膜切缘、血管沟、胰腺切缘均应分别涂抹不同颜色墨汁

涂抹不同颜色的墨汁（图 5.15）。只在切缘涂抹墨汁，避免墨汁沾染到黏膜的其余部分。使用与提交冷冻切片时涂抹胰腺切缘和胆总管切缘相同的颜色。涂抹墨汁后，在进一步切开之前，将标本固定在福尔马林中。

- 横切胰腺，包括附着的十二指肠黏膜（图

5.16）。

- 接下来，检查切开的组织薄片，以查找肿瘤（图 5.17）。按顺序有规律地提交组织块，可有助于跟踪肿瘤的大小、位置和范围（图 5.18）。

- 取胃缘和十二指肠缘切片。

- 取肿瘤未累及的胃和十二指肠的代表性

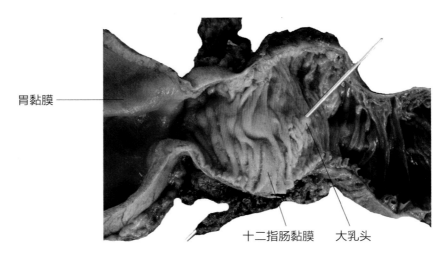

胃黏膜

十二指肠黏膜   大乳头

图 5.14   胰十二指肠切除术（Whipple 手术）标本：壶腹   打开十二指肠和胃，对壶腹进行探查。在黏膜表面可见壶腹，探针可以从胆总管穿过壶腹。壶腹应该是冷冻切片之后和进一步切开之前第一个提交的组织块

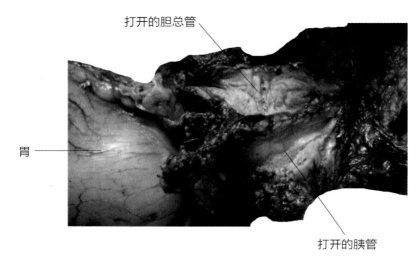

打开的胆总管

胃

打开的胰管

图 5.15   胰十二指肠切除术（Whipple 手术）标本：打开的导管   胰管和胆总管已打开，并在开口的切缘涂抹墨汁，使用了不同的颜色。在进一步切开之前，将标本固定在福尔马林中

组织块。

* 寻找胰周脂肪中的淋巴结。

胰十二指肠切除术（Whipple 手术）标本：记录模板

收到新鲜的标记为"Whipple"的标本，是一件 Whipple 切除术标本，包括胃（长 ___cm，周长 ___cm）、十二指肠（长 ___cm，周长 ___cm）和胰头（体积 ___cm×___cm×___cm）。

将胰腺连续切开，发现一个肿块阻塞胰管（或胰管通畅），大小 ___cm×___cm。胆总管通畅（或有一个棕白色硬结区，大小

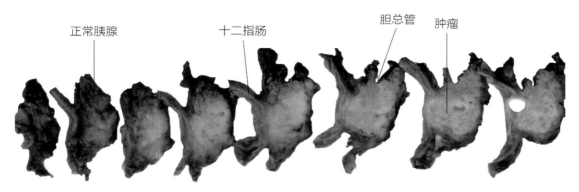

正常胰腺　　　　　十二指肠　　　　　胆总管　　肿瘤

图 5.16　胰十二指肠切除术（Whipple 手术）标本：切开　将胰腺水平 / 横向切开，并按顺序提交组织块。注意切面上存在的肿瘤及其与邻近导管和十二指肠的关系。如果大体检查未见肿瘤，则将整个胰腺全部提交

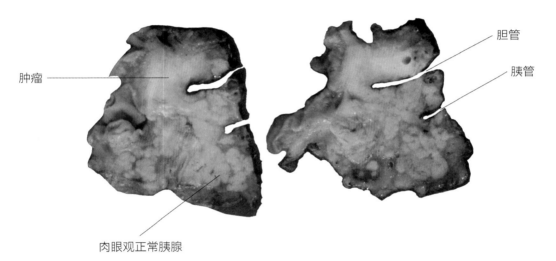

肿瘤　　　　　　　　　　　　　　　　　胆管　　胰管

肉眼观正常胰腺

图 5.17　胰十二指肠切除术（Whipple 术）标本：组织薄片　近距离观察 Whipple 切除术标本的这一块组织薄片，既显示肿瘤，又有正常胰腺。还要注意胆总管和胰管

___cm×___cm）。肿块距胰腺切缘 ___cm，累及 / 不累及壶腹。胆管扩张 / 不扩张，邻近一个棕红色淋巴结，最大径 ___cm。

十二指肠黏膜呈棕红色，皱褶正常。胃黏膜呈棕红色，无明显异常。找到十二指肠周围淋巴结 ___枚，范围从 ___cm 到 ___cm。此外，在胰腺附近脂肪组织中也发现 ___枚淋巴结，最大径 ___cm。已拍摄大体照片。

墨汁代码

- 紫色：后腹膜切缘
- 蓝色：胆总管切缘
- 黑色：胰腺切缘
- 绿色：血管沟

组织块编号

- AFS[*]-1：胰腺切缘
- AFS[*]-2：胆总管切缘

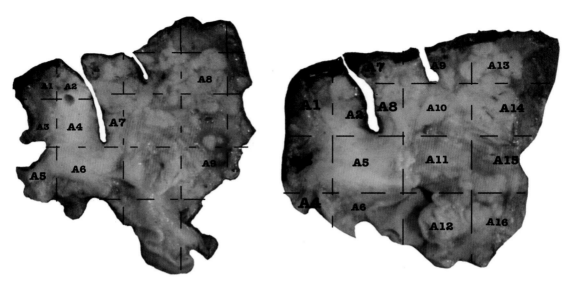

图5.18 胰十二指肠切除术（Whipple手术）标本：提交组织块 将左侧的组织薄片部分提交（取代表性组织块）。右侧的组织薄片全部提交。在这两例中，都要注意用这种方式提交切片，优点是肿瘤或任何病变的大小、位置和范围在以后都可以重建。与拼图游戏一样，将每个小块拼成一个整体

- A3：壶腹
- A4~A10：肿块，连续切取
- A11~A14：胰周淋巴结（注明每盒几枚）
- A15~A19：十二指肠周围淋巴结（注明每盒几枚）
- A20：十二指肠切缘
- A21：十二指肠，代表性组织块
- A22：胃切缘
- A23：胃，代表性组织块

*胰腺切缘和胆总管切缘通常于冷冻切片时提交。因此，在这个记录模板中，组织块编号加上"FS"，表示这些组织块是冷冻切片提交的。

5.4 远端胰腺切除术标本

远端胰腺切除术标本还可能包括脾（图5.19和5.20）。

远端胰腺切除术标本：记录模板

收到新鲜/福尔马林固定的远端胰腺切除术和脾切除术标本，包括胰尾（体积___cm×___cm×___cm）和脾（体积___cm×___cm×___cm）。

胰腺呈质软/质硬/囊性，切开显示一个纤维化（或肿瘤）区域（范围___cm×___cm），距切缘___cm。病变累及/不累及脾。

其余胰腺实质呈分叶状/纤维化。脾切面无特殊，未见明显病变或肿块。在胰腺周围和脾门周围的脂肪中发现___枚淋巴结，最大径从___cm至___cm。

墨汁代码

- 蓝色：胰腺切缘

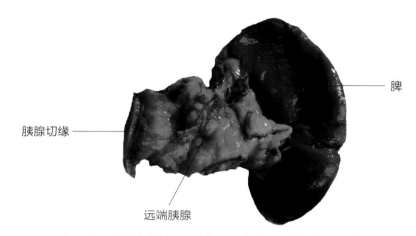

图 5.19　**远端胰腺切除术标本**　标本包括远端胰腺和脾。胰腺切缘应涂抹墨汁，单独提交

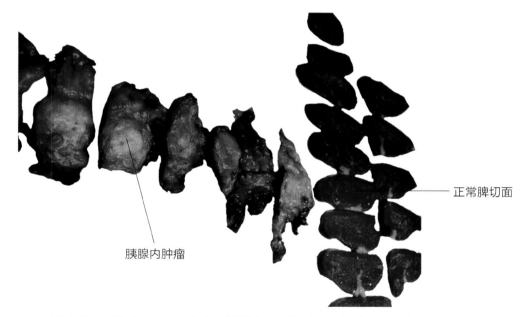

图 5.20　**远端胰腺切除术标本：切开**　胰腺和脾横向切开，按顺序摆放。在这张图片中，胰腺切面可见肿瘤

组织块编号

- A1：胰腺切缘

- A2~A10：肿块，按顺序提交

- A11：未累及的脾，代表性组织块

- A12：未涉及的胰腺，代表性组织块

- A13~A15：胰周淋巴结

- A16~A20：脾门淋巴结

5.5　脾切除术标本

　　称取脾重量，检查脾被膜，取脾门血管切缘，连续切取脾（图 5.21）。

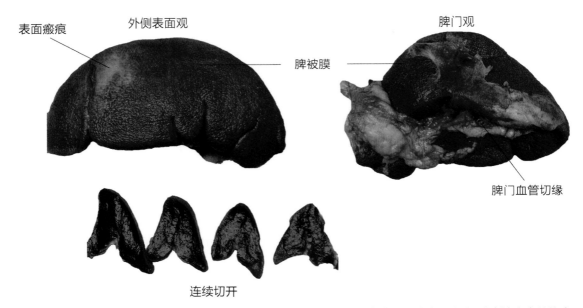

图 5.21　脾切除术标本　对完整的脾进行称重和测量，并检查被膜有无任何病变或表面破裂。本例中在完整的脾被膜上发现了一个瘢痕区域。然后将脾门处的血管切缘提交。最后，对脾进行连续切开，并检查切面

推荐阅读

1. Saka B, Balci S, Basturk O, et al. Pancreatic ductal adenocarcinoma is spread to the peripancreatic soft tissue in the majority of resected cases, rendering the AJCC T-stage protocol (7th edition) inapplicable and insignificant: a size-based staging system (pT1:≤2, pT2: >2-≤4, pT3: >4 cm) is more valid and clinically relevant. Ann Surg Oncol, 2016,23:2010–2018. https://doi.org/10.1245/s10434-016-5093-7.
2. Soer E, Lodewijk B, Van de Vijver M, et al. Dilemmas for the pathologist in the oncologic assessment of pancreatoduodenectomy specimens. Virchows Arch, 2018,472:533–543. https://doi.org/10.1007/s00428-018-2321-5.
3. Verbeke CS, Gladhaug IP. Resection margin involvement and tumour origin in pancreatic head cancer. Br J Surg, 2012,99:1036–1049. https://doi.org/10.1002/bjs.8734.
4. Verbeke CS. Operative specimen handling and evaluation of resection margins. In: Kim SW, Yamaue H, editors. Pancreatic cancer: with special focus on topical issues and surgical techniques. Berlin, Heidelberg: Springer, 2017: 67–88. https://doi. org/10.1007/978-3-662-47181-4_5.

第 6 章　泌尿生殖系统标本

Monica B. Lemos, Steven Shen

在各种泌尿生殖器官标本中，肾切除术标本可能是最常见的。肾切除术标本可以包括整个肾脏（根治性肾切除术），也可以是切除的部分肾脏（肾部分切除术）。根治性肾切除术可用于切除肿瘤或非肿瘤性疾病。肾部分切除术通常用于切除肿块性病变，包括肿块和少量非肿瘤性肾组织。根据肿瘤的大小和位置，可能首选肾部分切除术，因为这样可以保留肾功能并降低随后发生慢性肾脏疾病的风险。

其他类型的泌尿生殖系统标本包括膀胱切除术标本（切除膀胱）和睾丸切除术标本（切除睾丸和精索）。在男性患者中，膀胱标本可能附带前列腺（膀胱前列腺切除术）。本章讨论如何正确处理所有这些标本。

6.1　根治性肾切除术标本

根治性肾切除术标本：取材技巧

- 首先，找到输尿管切缘。将切缘涂抹墨汁并提交，然后打开输尿管。
- 离开肾门后，输尿管的走向为下极（图6.1）。
- 找到并提交血管切缘，此处常有吻合钉、手术夹或缝线标记（图6.2）。
- 如果血管切缘不容易找到，沿着吻合钉将该区域拉起，从较深层面向表面切取一块组织。这种方法应该可以切断并获取所有的切缘。
- 检查肾静脉有无肿瘤累及。
- 在最靠近触摸到的肿块的肾脏外表面涂抹墨汁。
- 将肾脏对切（图6.3）。
- 描述肿瘤相对于肾极的位置（上极、中极或下极）。
- 平行切开，寻找肿瘤累及肾窦的部位（图6.4）。要尽量切得很薄，使得代表性组织块可以放进一个包埋盒中。
- 如果肿瘤离肾窦很近（图6.5），则取一块包括肿瘤与肾窦的组织块。
- 怀疑有肾周脂肪或肾被膜侵犯的区域，都要取材。
- 取一块包括肿瘤与相邻正常肾实质的组织块。
- 平行切开后，再垂直切取组织块，完成大体评估，要评估肿瘤是否浸润肾被膜或肾周脂肪（图6.6）。
- 肾切除术标本也可能是多囊肾。这种病例常有许多大小不等的囊肿。重要的

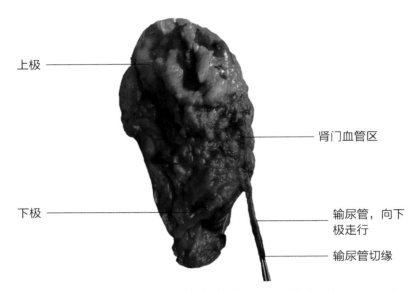

上极

肾门血管区

下极

输尿管，向下
极走行

输尿管切缘

图 6.1　根治性肾切除术标本：方向　根据输尿管的走向，识别肾上级和肾下极。输尿管向下走行，远离上极，朝向下极。血管切缘位于输尿管插入肾脏和肾盂的区域。这些切缘常有吻合钉或缝线标记（见图6.2）

输尿管切缘　　　输尿管　　　血管切缘吻合

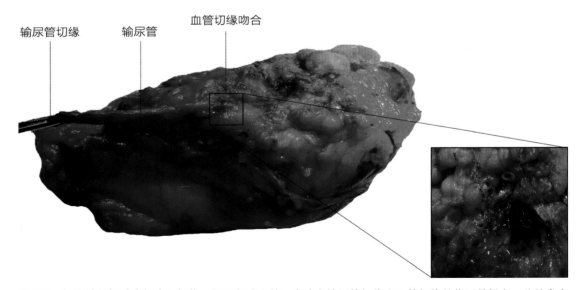

图 6.2　根治性肾切除术标本：切缘　切开肾脏之前，先确定输尿管切缘和血管切缘的位置并提交。此处常有吻合钉、手术夹或缝线标记，有助于识别血管切缘。如果只切除一小段输尿管，输尿管切缘应该仍然位于肾门区，此处血管也有吻合钉或缝线标记

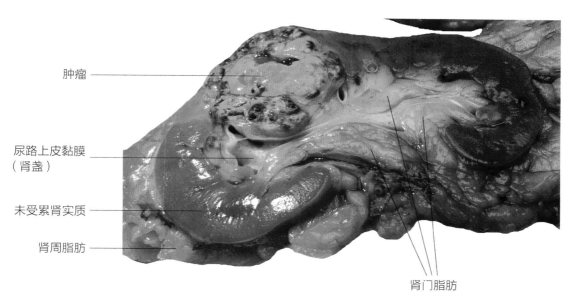

肿瘤

尿路上皮黏膜
（肾盏）

未受累肾实质

肾周脂肪

肾门脂肪

图 6.3　根治性肾切除术标本：对切后切面　将肾纵向对切后，可以观察肿瘤与肾极、肾周脂肪、肾盂、肾门的关系。因为浸润进入肾周脂肪、肾门或肾窦会使肿瘤分期提高，所以准确的大体检查至关重要

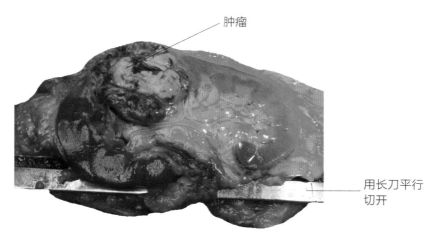

肿瘤

用长刀平行
切开

图 6.4　根治性肾切除术标本：平行切开　将肾对切后，再平行切开有助于进一步检查肿瘤与肾门脂肪、肾窦、肾盂和肾周脂肪的关系

是，也要寻找可能存在的肿瘤（图 6.7）。

• 一定要评估肾上极相邻的脂肪中有无肾上腺。有时，只有薄薄一层肾上腺，所以要仔细检查，确保不会遗漏。如有，测量并提交全部肾上腺组织。

根治性肾切除术标本：记录模板

　　收到新鲜 / 福尔马林固定的标本，是一件右 / 左肾切除术标本，附肾周脂肪和肾上腺。肾 脏 体 积___cm×___cm×___cm，重

图 6.5 肾门浸润标本 图示肾门有一个明显的肿瘤浸润灶

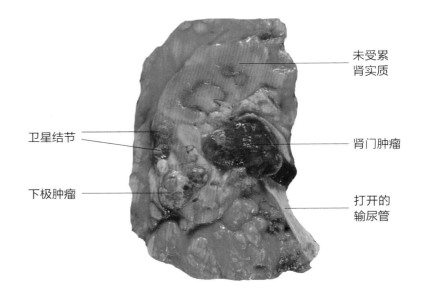

未受累肾实质

卫星结节

肾门肿瘤

下极肿瘤

打开的输尿管

图 6.6 根治性肾切除术标本：垂直切开 平行切开并检查肿瘤与肾窦、肾门的关系后，再垂直切开，全面检查肿瘤与肾被膜和肾周脂肪的关系

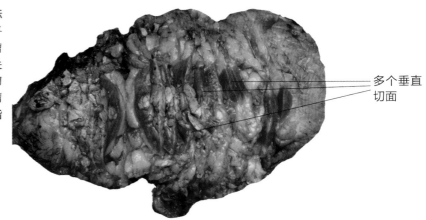

多个垂直切面

图 6.7 多囊肾标本 一例多囊肾采取了根治性肾切除术，这个多囊肾碰巧也有肿瘤

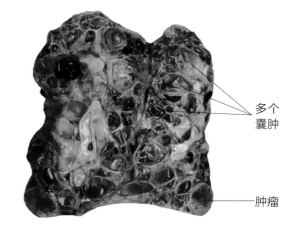

多个囊肿

肿瘤

___ 克，肾上腺体积 ___cm×___cm×___cm。从肾盂伸出一条输尿管，长 ___cm，直径 ___cm。

标本已对切切开，切面显示一个肿块，体积 ___cm×___cm×___cm，位于上 / 中 / 下极，切面呈不均一的金黄色，局部出血。肿瘤距肾盂 ___cm。肿瘤向肾被膜推挤，肉眼观察似乎侵犯 / 未侵犯被膜 / 肾周脂肪。肿瘤伸入肾静脉内，距肾静脉切缘 ___cm。其余肾皮质呈红棕色，皮质髓质边界清楚。肾盂和肾盏的黏膜光滑，有光泽。肾上腺 / 肾上腺缘呈棕黄色，肉眼未见异常。肾周脂肪组织连续切开，发现 ___ 枚淋巴结 / 未发现淋巴结 [*]。

[*] 注：大多数病例中，没有淋巴结。当脂肪中发现淋巴结时，常位于肾门区域。

组织块编号

- A1：输尿管切缘
- A2：血管切缘
- A3~A4：肾窦 / 肾门区域，平行切面
- A5：肿瘤加肾被膜和（或）肾周脂肪，平行切面
- A6~A15：肿瘤，代表性组织块，垂直切面
- A16~A18：正常肾实质，代表性组织块
- A19：肾脂肪，代表性组织块（或淋巴结）

多囊肾切除术标本：记录模板

收到新鲜标本，标记为“___”，是一件右 / 左肾切除术标本（体积 ___cm×___cm×___cm，重 ___ 克），附肾周脂肪。标本表

面有多个结节。肾被膜完整，有一条输尿管，长 ___cm，直径 ___cm。肾门可见肾动脉和肾静脉。

肾实质完全被多个皮质囊肿和髓质囊肿所取代，囊肿最大径从 ___cm 到 ___cm。大多数囊肿充满透明至棕色的液体。囊肿内壁呈棕褐色，光滑。囊肿由褐色纤维组织分隔，肉眼未见 / 可见少量正常肾实质。未见乳头状或肿块样病变 / 见一肿块位于肾上极 / 下极，体积 ___cm×___cm×___cm，距肾门 ___cm，侵犯 / 未侵犯肾门脂肪、肾窦、肾盂和（或）肾周脂肪。侵犯 / 未侵犯肾静脉，未发现血栓证据。肿瘤距输尿管切缘 ___cm。附着的肾周脂肪含有 ___ 枚淋巴结 / 不含有淋巴结。

已拍摄大体照片。

墨汁代码

- 蓝色：手术切缘

组织块编号

- A1：输尿管切缘
- A2：血管切缘
- A3~A4：肾窦，肾门
- A5~A9：肿瘤，代表性组织块
- A10~A18：囊肿，代表性组织块和相邻正常实质

6.2　肾部分切除术标本

将肾部分切除术标本连续切开之前，应注意标本的方向，全部切缘涂抹墨汁（图 6.8 和 6.9）。

肾外表面观   肾实质切缘观

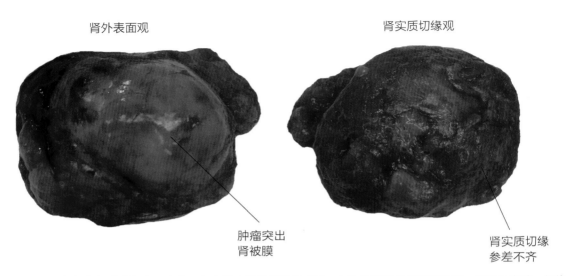

肿瘤突出
肾被膜

肾实质切缘
参差不齐

图 6.8　肾部分切除术标本：方向　左边是光滑的肾被膜表面，右边是粗糙的肾实质切缘。切取标本前，切缘
　　　　应全部涂抹墨汁

完整的墨染标本

肿瘤　　正常肾实质　　墨迹切缘　被膜表面

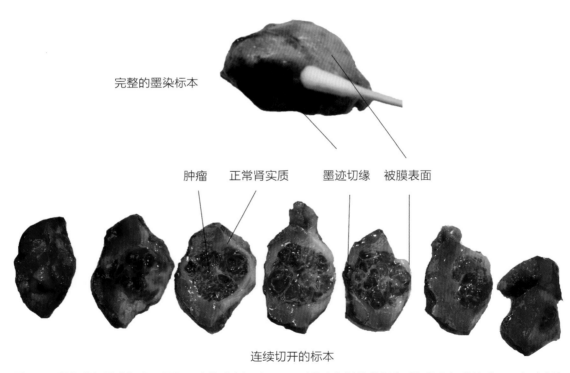

连续切开的标本

图 6.9　肾部分切除术标本：切开　连续垂直切开，以显示肿瘤与墨染的肾实质切缘之间的关系。一定要确认
　　　　并提交最靠近墨迹切缘的肿瘤

6.3　膀胱切除术标本

膀胱切除术标本：取材技巧

- 为了正确定位，将膀胱的前面想象成粗大的腹部，后面像平滑平坦的背部（图 6.10）。

- 使用四种颜色的墨汁，涂抹膀胱的前面、后面、左侧和右侧（图 6.11）。

- 对于女性患者的膀胱，将墨染范围延伸到尿道表面，削取尿道切缘，然后打开膀胱。

- 从底部到顶部，用"Y"形切口切开膀胱（图 6.12）。

图 6.10　膀胱切除术标本：方向　膀胱切除术标本前表面粗糙隆起，就像一个大肚子。后表面光滑平坦，像背部

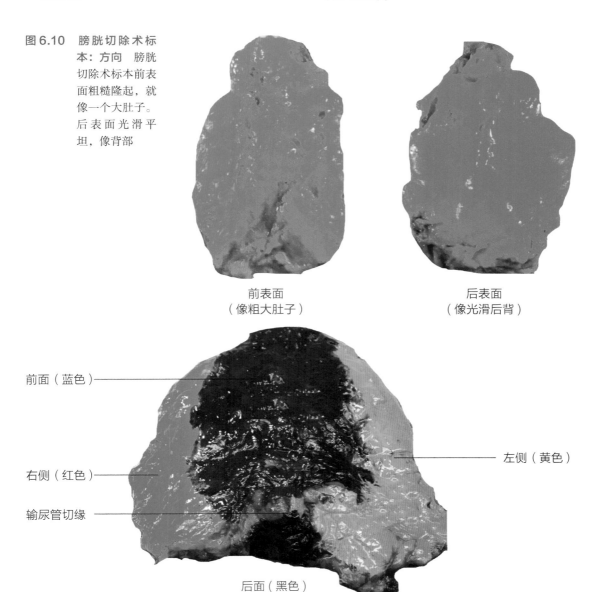

前表面
（像粗大肚子）

后表面
（像光滑后背）

前面（蓝色）

右侧（红色）

输尿管切缘

左侧（黄色）

后面（黑色）

图 6.11　膀胱切除术标本：涂抹墨汁　前后表面涂抹了不同颜色的墨汁。此外，左右两侧也涂染两种不同颜色

- 找到"膀胱的嘴"，凹陷处就是输尿管口。探测时，将探针水平放置，几乎与膀胱黏膜表面平行。

- 将探针留在输尿管内，然后将打开的膀胱固定过夜。

- 连续切开膀胱时，如有肿瘤或其他异常的组织薄片，用一根折断的木棒做标记。这样有助于跟踪哪些区域异常，应取材并提交（图6.13）。

- 有肿瘤的区域，要提交全层厚度的组织块，以便显微镜下正确评估肿瘤的范围。

- 如果切除组织有前列腺（膀胱前列腺切除术），前列腺通常与精囊一起切除，并单独进行大体检查（在我们医院，专门由一名病理医师助理完成前列腺大体检

查）。图6.14显示既有膀胱又有前列腺的膀胱前列腺切除术标本。

膀胱切除术标本：记录模板

收到一件膀胱切除术标本，体积___cm×___cm×___cm，并附着脂肪组织，体积___cm×___cm×___cm。

膀胱右侧壁/左侧壁/三角区/穹窿有一个溃疡性/蕈伞状/乳头状肿块，体积___cm×___cm×___cm。肉眼观，肿块似乎浸润膀胱固有肌层，未侵犯脂肪（取材员还应说明肿瘤是否累及任何一个墨染的外部切缘）。在膀胱右侧壁/左侧壁/三角区/穹窿处有一个红斑/纤维化黏膜区。左、右输

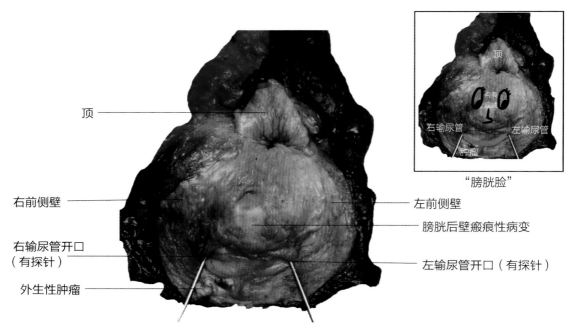

图6.12   膀胱切除术标本：切开   用"Y"形切口从下到上切开膀胱。切开后，应该像这张图。在黏膜表面可能很难辨认输尿管开口，为了帮助找到它，在两条输尿管之间找到一条类似嘴唇的嵴。如果发现这个"嘴唇"，开口应该是两端的两个"酒窝"（见插图中的"膀胱脸"）。探查输尿管，固定过夜，然后再进一步切开膀胱

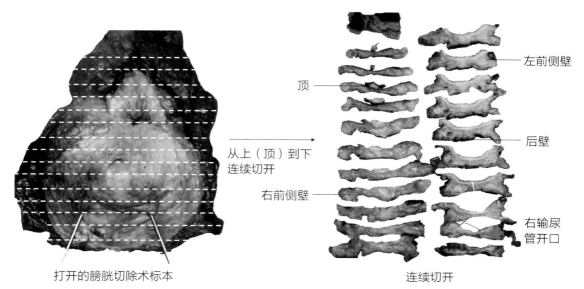

打开的膀胱切除术标本　　　　　　　　　　　　　　　　连续切开

图 6.13　膀胱切除术标本：切开　膀胱从上到下连续切开。提交的组织块要能显示肿瘤的浸润深度，并包括黏膜表面的任何异常区域（瘢痕或红斑）。切开时，将探针留在连续切开组织块中的左右两侧输尿管开口处，对其进行跟踪，以便提交输尿管开口的组织块。膀胱的前面、后面、右侧和左侧已涂抹墨汁（见图 6.11），也有助于追踪连续切开组织块中病变的位置

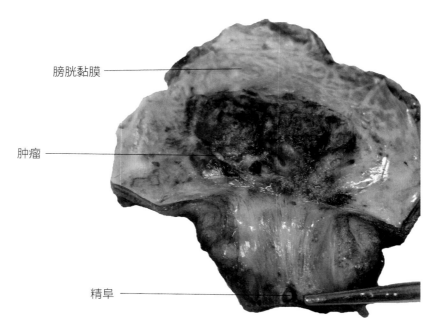

图 6.14　伴精阜的膀胱切除术标本　在这个膀胱手术标本中，肿瘤累及膀胱的大部分黏膜表面。也可见前列腺的精阜

尿管口未见肿瘤累及。

左侧膀胱壁内有一个憩室，体积 ___cm×___cm×___cm。憩室未见肿瘤累及或其他黏膜异常。

墨汁代码

- 蓝色：前面
- 黑色：后面
- 黄色：左侧
- 红色：右侧

组织块编号

- A1：尿道切缘 *
- A2：右侧输尿管，全层
- A3：左侧输尿管，全层
- A4~A___：连续切取的肿瘤全层组织块
- A___~A___：黏膜红斑区
- A4~A___：肉眼未累及的膀胱，代表性组织块

  *注：如果是女性尿道切除术标本，则削取输尿管切缘

6.4 睾丸切除术标本

- 将睾丸和精索切缘涂抹不同颜色的墨汁（图 6.15）。
- 在切开肿瘤之前，先切取精索切缘（以避免肿瘤污染造成的假阳性切缘）。
- 将睾丸对切（图 6.16）。
- 注意切面上肿瘤的大小和外观（图 6.17）。
- 平行切开，观察肿瘤与被膜、正常睾丸实质和附睾的关系。
- 平行切开后，再垂直切开。

睾丸切除术标本：记录模板

收到新鲜/福尔马林固定的标本，标记为"___"，是一件右/左睾丸切除术标本，包括睾丸（体积 ___cm×___cm×___cm）、附睾（体积 ___cm×___cm×___cm）和精索（长 ___cm，直径 ___cm）。

睾丸对切，有一个棕白色质硬肉样肿块，体积 ___cm×___cm×___cm，边界清楚，局部坏死和出血。肉眼观，肿瘤未累及附睾。肿瘤延伸 ___cm，与白膜紧密邻接。

其余睾丸实质呈棕色，无明显异常。白膜呈棕白色，光滑，有光泽。附睾无明显异常。精索由输精管、动脉和静脉组成，肉眼观未见异常。

墨汁代码

- 蓝色：精索切缘

组织块编号

- A1：精索切缘
- A2：精索中部
- A3~A8：肿瘤，代表性组织块
- A9~A15：肿瘤与邻近的正常实质
- A16~A21：睾丸正常实质和白膜，代表性组织块
- A22~A24：附睾

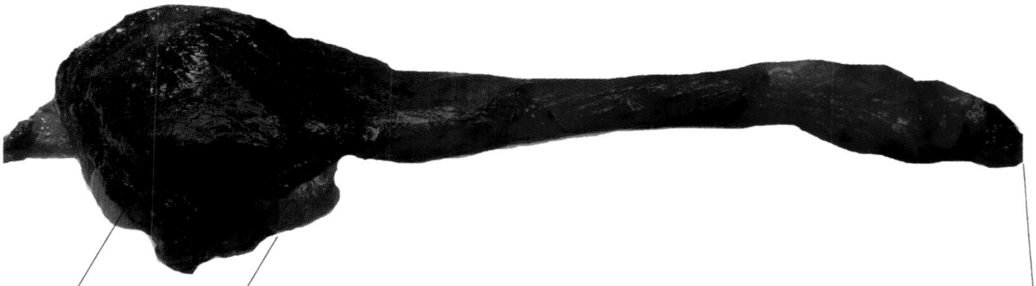

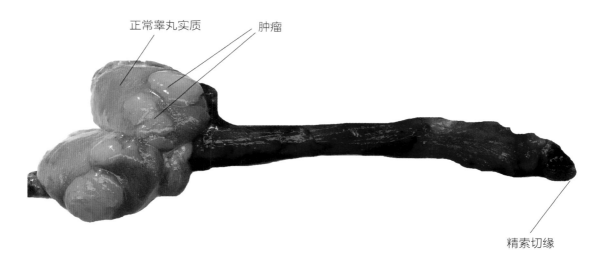

睾丸　　　　　　　　　　　　　精索

墨染的精索
切缘

睾丸表面
蓝色墨汁　　　　附睾

图 6.15　睾丸切除术标本　睾丸切除术标本包括睾丸和精索，表面已涂抹不同颜色的墨汁。还要注意附睾的位
置。精索切缘也涂抹一种单独的颜色；在进一步切开睾丸之前，先切取并提交精索切缘

正常睾丸实质　　　　肿瘤

精索切缘

图 6.16　对切的睾丸标本　睾丸对切后，可见肿瘤

图 6.17 有肿瘤的睾丸切除术标本　注意肿瘤的大体表现不同于周围的正常睾丸实质。靠近睾丸正常实质的肿瘤、睾丸白膜、附睾和精索均应切取送检

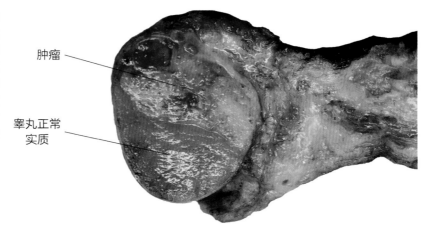

肿瘤

睾丸正常实质

推荐阅读

1. Compérat E, Varinot J, Moroch J, et al. A practical guide to bladder cancer pathology. Nat Rev Urol, 2018,15:143–154. https://doi.org/10.1038/nrurol.2018.2.
2. Grignon DJ, Al-Ahmadie H, Algaba F, et al. Tumors of the urinary tract. In: Moch H, Humphrey P, Ulbright T, Reuter V, editors. WHO classification of tumors of the urinary system and male genital organs. Zurich: International Agency for Research on Cancer (IARC), 2016: 77–133.
3. Kunath F, Schmidt S, Krabbe LM, et al. Partial nephrectomy versus radical nephrectomy for clinical localised renal masses. Cochrane Database Syst Rev, 2017,(5):CD012045. https://doi.org/10.1002/14651858.CD012045.pub2.
4. Lopez-Beltran A, Bassi P, Pavone-Macaluso M, et al. Handing and pathology reporting of specimens with carcinoma of the urinary bladder, ureter and renal pelvis. Eur Urol, 2004,45:257–266. https://doi.org/10.1016/j.eururo.2003.09.018.
5. Moch H, Amin MB, Argani P, et al. Tumors of the kidney. In: Moch H, Humphrey P, Ulbright T, Reuter V, editors. WHO classification of tumors of the urinary system and male genital organs. Zurich: International Agency for Research on Cancer (IARC), 2016: 11–76.

第 7 章　女性生殖道标本

Monica B. Lemos, Donna Coffey, Michael Deavers

妇科病理学标本在外科病理学取材中占相当大的比例，因为许多子宫、卵巢和输卵管的非肿瘤性和肿瘤性疾病可能都需要手术治疗。子宫切除术标本是最常见的妇科标本。根据临床情况，可能同时切除附件（卵巢、输卵管和韧带）。子宫切除术有很多种。全子宫切除术最常见，子宫体和子宫颈均切除。大多数子宫内膜癌以及大多数非癌性子宫病变，都采取全子宫切除术。宫颈上子宫切除术（即子宫次全切除术）不太常见，仅切除子宫体，不切除子宫颈。根治性子宫切除术切除子宫体、子宫颈、子宫旁组织和阴道上部（阴道袖套）。这种手术通常用于原发性宫颈癌或广泛累及宫颈或位于子宫下段的子宫内膜癌。

其他常见的妇科标本包括用于宫颈异型增生或宫颈癌的宫颈切除术，使用宫颈环形电切术（LEEP）或冷刀锥形活检术。本章讨论如何正确处理常见的妇科标本，并说明需要额外取材的临床情况。也将讨论卵巢切除术标本和外阴切除术标本的处理。

7.1　子宫切除术标本

子宫切除术标本：取材技巧

- 从送检申请单或病历表中检查患者病史。
- 在标本前后表面涂抹不同颜色的墨汁（图 7.1，7.2）。
- 称重标本和附件（如有）。分离附件，但要保持附件的前后方位。
- 沿着子宫侧壁（3 点和 9 点）将子宫对切，削取腹膜后凹陷的浆膜（对应于浆膜 "尾巴"），连续切开，并将其放在包埋盒的边缘提交（图 7.3）。
- 测量打开的子宫腔和任何肉眼可见的病变（图 7.4~7.6）。
- 先将子宫下段和子宫颈垂直 / 纵向切开。
- 从子宫底至子宫下段水平（横向）将已对切的子宫切成组织薄片（图 7.7）。
- 对于子宫内膜癌标本，测量子宫肌层浸润的最深点（图 7.8）。
- 测量子宫肌层厚度。小梁状子宫肌层切

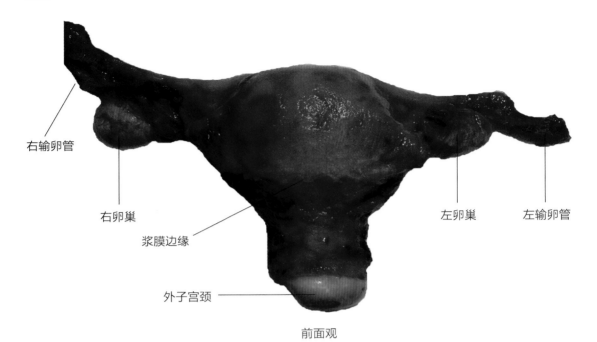

右输卵管

右卵巢

浆膜边缘

左卵巢　　左输卵管

外子宫颈

前面观

图 7.1　子宫切除术标本：前面观　平滑的浆膜表面向下延伸，在后面比前面更深。这样就可以区分子宫的前面和后面。一旦确认了前后面，就可以推断附件是哪一侧（想象患者体位，朝前或是朝后）。

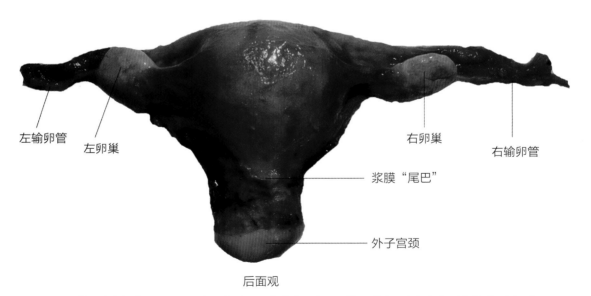

左输卵管
左卵巢

右卵巢
右输卵管

浆膜"尾巴"

外子宫颈

后面观

图 7.2　子宫切除术标本：后面观　在子宫后面，浆膜表面向下延伸，形成一个朝向宫颈的浆膜"尾巴"

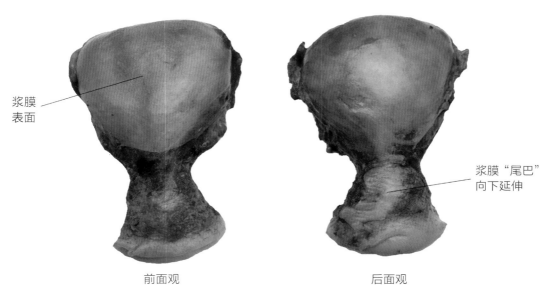

浆膜表面

浆膜"尾巴"向下延伸

前面观　　　　　　　　　　　　后面观

图 7.3　子宫切除术标本：前面观和后面观　并排显示子宫前后面的图像，在子宫后面，平滑的浆膜表面向下延伸得更低

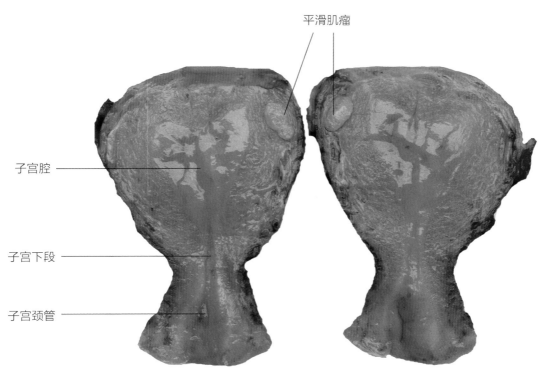

平滑肌瘤

子宫腔

子宫下段

子宫颈管

图 7.4　子宫切除术标本：已对切　沿着子宫侧壁（3 点和 9 点）将子宫切开。这种切开方法对子宫腔、子宫下段和子宫内膜的观察效果最好。这例子宫腔被覆平滑的、有光泽的子宫内膜，无明显异常（比较图7.9 和 7.10 肿瘤累及的子宫内膜）。图上方子宫肌层有一枚平滑肌瘤

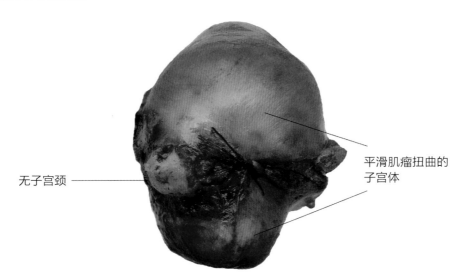

平滑肌瘤扭曲的
子宫体

无子宫颈

图 7.5　宫颈上子宫切除术（子宫次全切除术）标本　于子宫颈上方切除的子宫，在宫颈区留有残端。有多个大体积子宫平滑肌瘤，子宫结构明显扭曲

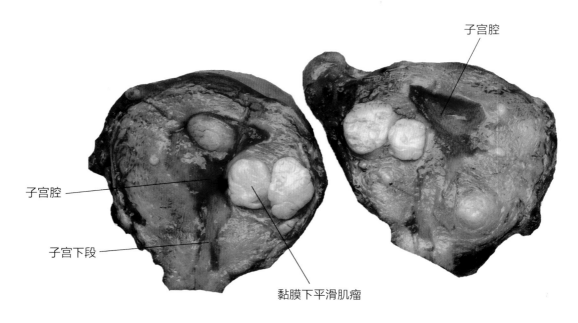

子宫腔

子宫腔

子宫下段

黏膜下平滑肌瘤

图 7.6　黏膜下平滑肌瘤标本　这例对切的子宫内可见许多结节，包括紧邻子宫内膜下方的黏膜下平滑肌瘤

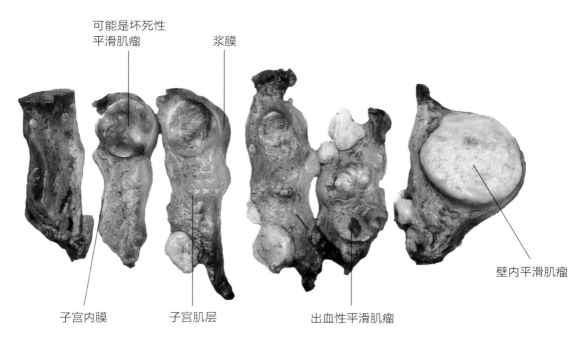

可能是坏死性
平滑肌瘤

浆膜

壁内平滑肌瘤

子宫内膜　　　　子宫肌层　　　　出血性平滑肌瘤

图 7.7　子宫切除术标本：连续切开和壁内平滑肌瘤　从上到下水平（横向）连续切开子宫。这些组织块的子宫肌层有几枚明显的壁内平滑肌瘤。平滑肌瘤也可以位于浆膜下（紧邻浆膜表面的下方，朝向子宫外）。重要的是，对于可疑的平滑肌肿瘤，要记录任何可能的坏死或出血区域

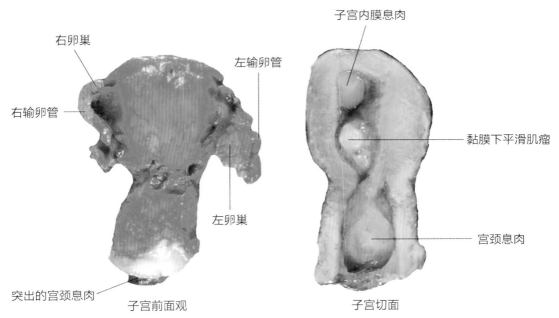

子宫内膜息肉

右卵巢

左输卵管

右输卵管

黏膜下平滑肌瘤

左卵巢

宫颈息肉

突出的宫颈息肉

子宫前面观　　　　　　　　　　　子宫切面

图 7.8　有息肉的子宫切除术标本　这例子宫切除术标本中可见两个息肉。子宫颈管内有一枚宫颈息肉，在子宫对切之前，可见息肉突出于宫颈外口（左图）。子宫腔的上方也有一枚子宫内膜息肉（右图）。另外，请注意黏膜下平滑肌瘤（右图）

面可能提示子宫腺肌病。

- 对于子宫内膜肿瘤，提交代表性组织块（肿瘤每厘米至少切取一个组织块），一定要包括浸润最深点的全层厚度的组织块（图7.9~7.11）。
- 肉眼观，如果肿瘤累及子宫颈，则至少提交两块肿瘤累及子宫颈的代表性组织

块。重要的是，子宫颈的组织块要包括子宫颈壁的全层厚度和外子宫颈切缘或阴道袖套切缘。

- 如果子宫内膜癌广泛累及子宫颈，可能采取根治性子宫切除术。在这种病例中，在子宫颈的侧面（3点和9点）可以发现子宫旁组织以及阴道袖套。根治性子宫切除

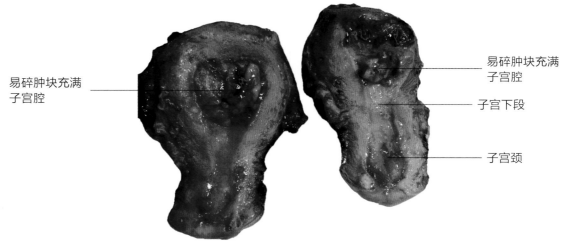

易碎肿块充满
子宫腔

易碎肿块充满
子宫腔

子宫下段

子宫颈

图7.9　子宫内膜癌标本　可以看到一个肿块充满整个子宫腔。肉眼观，子宫下段和子宫颈未受累，但总是应当切取代表性组织块，以排除显微镜下肿瘤累及

图7.10　子宫内膜癌标本：子宫下段组织块　图示子宫下段的纵切面。子宫颈也要采用相似的方法，应一直纵向切取组织块并提交检查。在连续切开之前先切取这些组织块（图7.11），以免忘记取材或无意中切断子宫下段和子宫颈

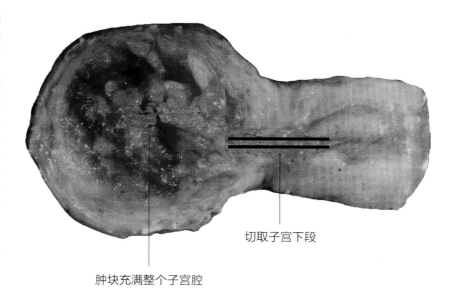

切取子宫下段

肿块充满整个子宫腔

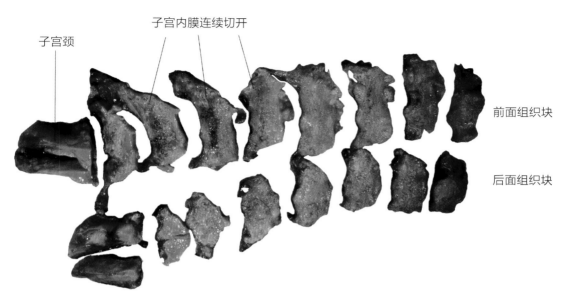

子宫颈

子宫内膜连续切开

前面组织块

后面组织块

图 7.11　有肿瘤的子宫切除术标本：切开　子宫的前后两半部分都是从子宫底到子宫颈连续切开，以检查肿瘤的浸润深度或子宫肌层内其他任何病变

术通常用于原发性宫颈癌病例。

- 如果有子宫旁组织，测量子宫颈两侧的子宫旁组织的大小。子宫旁切缘应涂抹墨汁。如果肿瘤靠近子宫旁，则切取的组织块要包括子宫颈、子宫旁组织和子宫旁切缘。

- 如果肿瘤看上去未累及子宫旁组织，则组织块可以包括连续的子宫颈、子宫旁组织和子宫旁切缘（如上所述），或将子宫旁切缘单独提交，表面朝上（取决于子宫旁组织的数量），其余的子宫旁组织可以连续完整地提交，从外侧到内侧。

- 如果有阴道袖套，将每个象限的切面涂染不同颜色（1 点到 3 点、3 点到 6 点、6 点到 9 点、9 点到 12 点各为一个象限）（图 7.12）。切取每个象限，并将每个象限放在一个包埋盒中提交，墨汁面朝下，或者，如果要求做冷冻切片，则将其放一个

包埋盒中，墨汁面朝上。

- 良性子宫标本或非浆液性子宫内膜癌标本，应提交输卵管的代表性切片，包括整个输卵管伞末端（纵向切开），以及输卵管剩余部分的代表性横切面。对于子宫浆液性癌，应执行 SEE–FIM 方案（见图 7.19）。

- 如有卵巢，则沿长轴连续切开。任何异常结节或病变的组织块都要提交。对于良性子宫标本或非浆液性子宫内膜癌标本，切取代表性组织块可以满足需要。如果是子宫浆液性癌，整个卵巢都应提交。

子宫切除术标本：记录模板

收到新鲜标本，标记为"＿＿＿"，是一件全子宫切除术标本 / 子宫颈上子宫切除术标本 / 全子宫切除术标本加切断的子宫颈（重

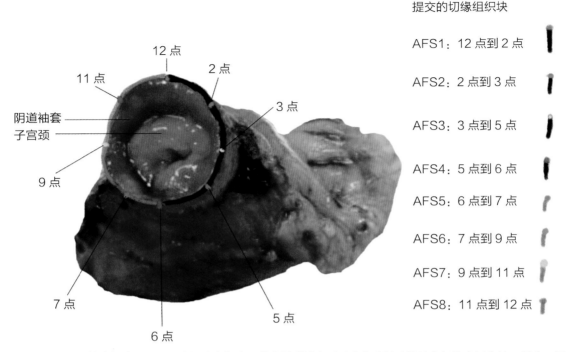

提交的切缘组织块

AFS1：12 点到 2 点

AFS2：2 点到 3 点

AFS3：3 点到 5 点

AFS4：5 点到 6 点

AFS5：6 点到 7 点

AFS6：7 点到 9 点

AFS7：9 点到 11 点

AFS8：11 点到 12 点

图 7.12　阴道袖套标本　一些子宫切除术标本可带有阴道袖套（通常作为根治性子宫切除术标本的一部分，用于治疗某些类型的宫颈癌）。阴道袖套切缘也可能需要做冷冻切片进行术中评估。本例将左切缘和右切缘涂染不同颜色（图中分别为蓝色和黑色）。围绕切缘按一定间隔标记不同颜色的单点，指示钟点位置，以提供更准确的切缘位置。从每个点到下个点削取切缘并提交。可以绘制一张图表（如图右侧所示），记录所提交的每个组织块使用的墨汁颜色

___ 克，体积 ___cm × ___cm × ___cm），带有双侧附件（右卵巢体积 ___cm × ___cm × ___cm，右输卵管长 ___cm，直径 ___cm；左卵巢体积 ___cm × ___cm × ___cm，左输卵管长 ___cm，直径 ___cm）。

　　子宫浆膜表面呈棕红色，光滑或有褐白色颗粒区域（___cm）。外子宫颈呈白灰色，光滑并有光泽，有一个 ___cm 子宫颈外口/裂隙状子宫颈外口。子宫腔大小 ___cm × ___cm，内衬一层褐红色、光滑、有光泽的子宫内膜或子宫腔被一个体积 ___cm × ___cm × ___cm 的褐红色易碎肿块所取代/部分取代，浸润子宫肌层深度

___cm，子宫肌层厚度 ___cm。子宫底的后面/前面有一枚 ___cm 的棕红色息肉。

　　子宫肌层呈棕褐红色，呈橡皮感/小梁状，厚度 ___cm。有多枚壁内/黏膜下/浆膜下棕白色旋涡状结节。肉眼观，结节切面无明显异常，未见出血或坏死区。右卵巢表面呈黄褐色且卷曲/棕褐色且光滑。切面显示 ___cm 到 ___cm 的白体。也有多个囊肿，充满透明液体/浆黏液，囊肿大小 ___cm 到 ___cm。右输卵管表面呈棕红色，光滑，可见输卵管旁囊肿，大小 ___cm 到 ___cm，充满透明液体（左卵巢和左输卵管：略）。

墨汁代码

- 蓝色：前面
- 黑色：后面

组织块编号

- A1：前宫颈
- A2：后宫颈
- A3：浆膜后陷凹
- A4~A7：子宫内膜和子宫肌层，前面，从子宫底到子宫下段的代表性组织块
- A8~A11：子宫内膜和子宫肌层，后面，从子宫底到子宫下段的代表性组织块
- A12~A14：壁内结节的代表性断面（≥5cm 的结节，每厘米取一块）
- A15~A___：右卵巢
- A___~A___：右输卵管
- A___~A___：左卵巢
- A___~A___：左输卵管

7.2 卵巢切除术和输卵管切除术标本

卵巢和输卵管切除术标本需要使用一些特殊的方法。对于有肿块性病变的卵巢标本，在切开前应当将卵巢的外表面涂抹墨汁（图 7.13~7.19）。

囊性卵巢标本：记录模板

收到新鲜标本，标记为"___"，是一件完整的 / 先前已打开的囊性卵巢（重 ___克，体积 ___cm × ___cm × ___cm）。标本表面棕白色至粉红色，光滑（或有结节或乳头状突起）。

切开卵巢，显示一个长度 ___cm 的单房 /双房 / 多房囊肿，直径从 ___cm 到 ___cm，充满黄色透明胶状物质（在成熟囊性畸胎瘤中为灰白色糊状物质和毛发）。囊内壁呈棕红色，光滑（或棕红色乳头状突起，最大径 ___cm）。囊壁厚度从 ___cm 到 ___cm不等。

墨汁代码

- 蓝色：卵巢的整个外表面

组织块编号

- A1~A10：囊壁的代表性组织块
- A11~A13：乳头状赘生物 *

  *注：一定要提交乳头状赘生物的全部区域或实性区域。

7.3 宫颈锥形切除术标本

对于宫颈锥形切除术标本，将宫颈标本锥形部分涂抹墨汁，放射状切开（图 7.20和 7.21）。

宫颈锥形切除术标本：记录模板

收到新鲜标本，标记为"___"，是一件有方向的锥形宫颈组织，体积 ___cm ×___cm × ___cm。子宫颈管切缘涂抹黑色墨汁，外子宫颈切缘为蓝色。将标本放射状切开，切面呈浅褐色，呈橡皮感 / 稍硬。标本按 1 点到 12 点顺序放在 A1~A12 包埋盒中，全部提交。

图 7.13　**囊性卵巢标本**　卵巢几乎完全被
　　　　囊性病变所取代。注意输卵管附
　　　　着在囊性卵巢上。应注意输卵管
　　　　是否存在，如有应在打开囊肿之
　　　　前将其分离

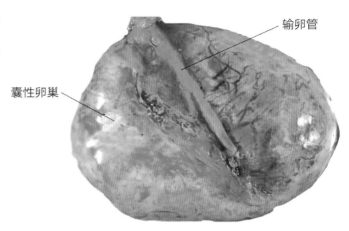

输卵管

囊性卵巢

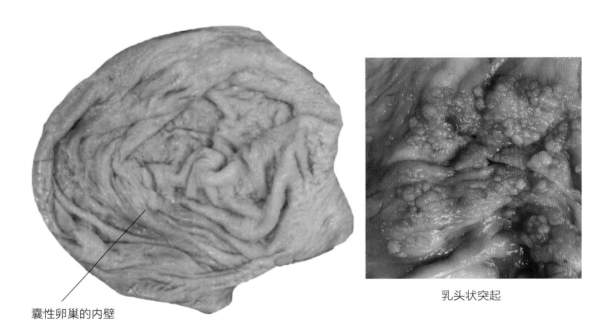

囊性卵巢的内壁

乳头状突起

图 7.14　**囊性卵巢标本：囊内壁和乳头状赘生物**　图示打开的卵巢囊肿的内壁。应仔细评估囊内壁有无乳头状
　　　　突起（右图），如有，要提交这些区域的组织块。也要注意任何实性区域并提交组织块

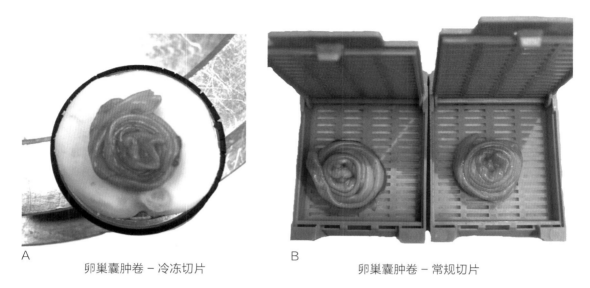

A　卵巢囊肿卷 – 冷冻切片　　　　　　　B　卵巢囊肿卷 – 常规切片

图 7.15　**囊肿卷标本**　卵巢囊肿卷能最大限度地显示所提交的每个囊肿组织块的最大表面积。这种方法可以用来提交卵巢囊肿冷冻切片（A）和常规切片（B）。缺点是在某些病例中，这种方法可能会扭曲囊肿上皮，因此可能会影响显微镜下判读。因此，是否采用这种方法取决于病理医师的偏好。另一种切取囊性卵巢的方法是将囊壁切成纵向组织条，放在包埋盒边缘

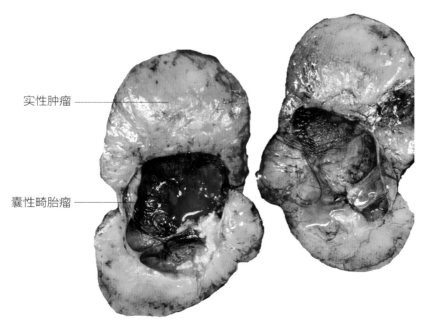

实性肿瘤

囊性畸胎瘤

图 7.16　**囊性畸胎瘤标本**　卵巢囊肿包括实性肿瘤成分和有毛发的囊性成分，后者代表成熟性畸胎瘤。在畸胎瘤中也可以出现其他多种成分，包括牙齿和骨。在这种囊性卵巢标本中，应提交实性部分或任何异常的区域

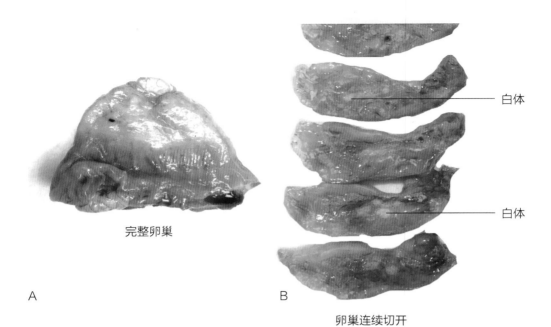

A

B

完整卵巢

卵巢连续切开

图 7.17　卵巢：切开标本　图示完整的卵巢（A）和连续切开（B）。切面可见棕白色白体

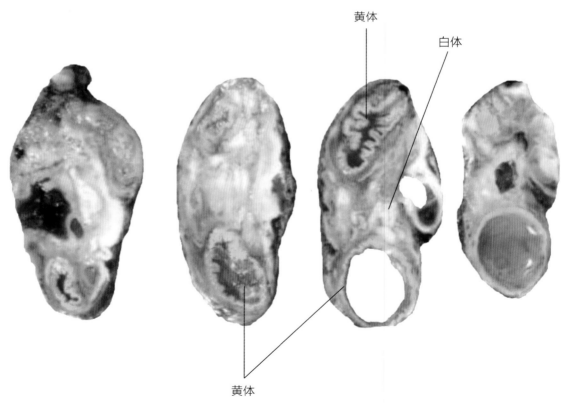

图 7.18　卵巢标本：黄体和白体　卵巢切面可见黄体（金黄色、囊性）和白体（白色）

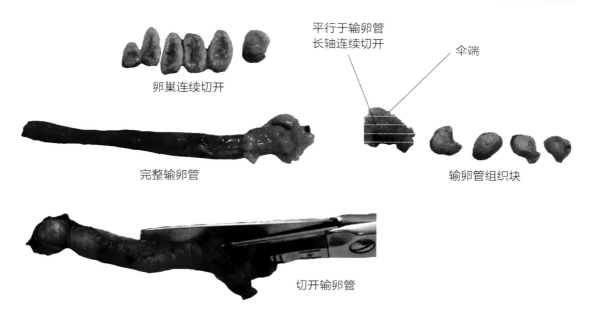

图 7.19　卵巢和输卵管标本：SEE-FIM 方案（输卵管伞端切开广泛检查方案）　BRCA 突变患者接受预防性输卵管卵巢切除术，输卵管伞端在漏斗处（输卵管远端 2cm）离断。输卵管远端 2cm 的部分，平行于输卵管的长轴切开，全部提交。或先用剪刀打开输卵管伞端，然后再平行切开。输卵管的其余部分间隔 2~3mm 水平切开（"面包片"），然后全部提交。图中输卵管有很常见的输卵管旁囊肿。在这些病例中，卵巢应沿长轴间隔 2~3mm 连续切开，并全部提交

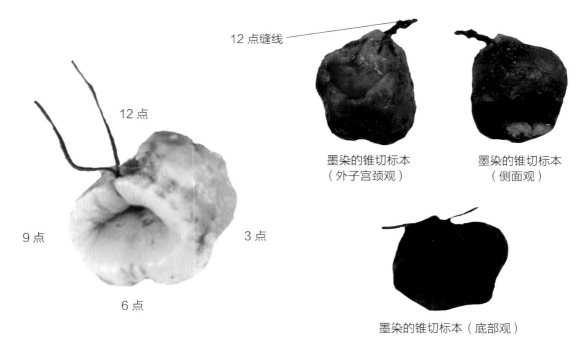

图 7.20　宫颈锥形切除术标本：方向　应识别外子宫颈切缘和子宫颈管切缘，并涂抹不同颜色的墨汁。与宫颈口相对的标本底部是子宫颈管切缘，应涂抹墨汁。除表面的子宫颈黏膜外，标本的所有表面，包括外子宫颈切缘和深面切缘，也应涂抹不同颜色的墨汁。将切缘涂抹墨汁后，沿侧面（3 点和 9 点方向）的水平方向将标本对切，每个钟点位置都要取材（见图 7.21）

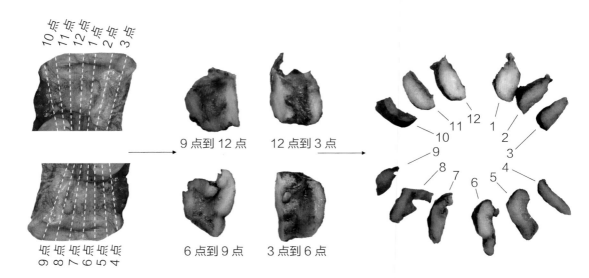

9 点到 12 点　　12 点到 3 点

6 点到 9 点　　3 点到 6 点

锥切标本 – 上下两半　　　　　锥切标本 – 切成象限

锥切标本 – 放射状
切开全部组织块

图 7.21　宫颈锥形切除术标本：放射状切开　两块对切的锥形标本应放射状切开，每个钟点面取 1 块，每个包埋盒放 1 块，至少需要 12 个包埋盒（即，A1=1 点，A2=2 点，A3=3 点，以此类推，直到 A12）。朝向圆锥体的中心切取（类似于切饼）

7.4　外阴切除术标本

在检查外阴切除术标本时，判断正确的方位是第一个关键步骤。然后将标本涂抹墨汁，按顺序切开（图 7.22~7.24）。

外阴切除术标本：记录模板

收到标记为"___"的外阴皮肤标本，是一块定向 / 无定向的不规则外阴皮肤，其下面附纤维脂肪组织，体积___cm × ___cm × ___cm。标本表面可见溃疡性 / 结节性 / 色素性易碎病变，大小___cm × ___cm，距离最近切缘（如 3 点切缘、6 点切缘、深切缘等）___cm。表面的其余部分显示多个卫星结节 / 色素性病变，范围从___cm 到___cm，距最近切缘___cm。

将标本涂抹墨汁，从内侧到外侧（或）从 12 点到 6 点依次连续切开。标本全部取材 / 切取代表性组织块，按 12 点到 6 点或从内侧到外侧的顺序，放在 A1~A12 包埋盒中。

墨汁代码

- 蓝色：上面
- 橙色：下面
  或
- 蓝色：内侧
- 橙色：外侧
  或
- 黑色：12–3–6 点
- 紫色：6–9–12 点

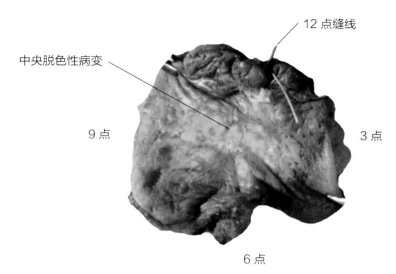

图 7.22　外阴切除术标本　图示为外阴切除术标本，由外科医师用缝线指示方向。请注意中央的病变，表现为一块棕白色的脱色区域

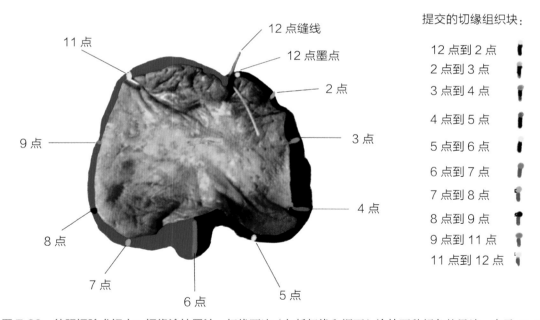

图 7.23　外阴切除术标本：切缘涂抹墨汁　切缘两边（包括切缘和深面）涂抹两种颜色的墨汁，表示 12-3-6 点和 6-9-12 点位置。然后在各个钟点位置用不同颜色的墨汁做点状标记，削取切缘。绘制图表来记录每个位置所用的颜色

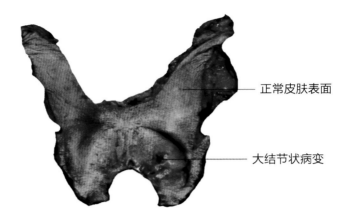

—— 正常皮肤表面

—— 大结节状病变

图 7.24　**较大的外阴切除术标本**　一些外阴切除术标本包括更广泛的组织切除。在这样大的外阴切除术标本中，可以采用选择性切缘取材策略。将标本的左右两部分涂抹不同颜色（包括四周切缘和深面切缘），但是只提交最靠近病变部位的切缘组织，用于冷冻切片（如果标本送检冷冻切片）。然后垂直切开，以评估病变的最深浸润部位，并提交最深切缘。对于常规切片，可以提交全部标本，或者只提交病变的其余部分加邻近正常组织

推荐阅读

1. Ismill N, Ghorab Z, Covens A, et al. Intraoperative margin assessment of the radical trachelectomy specimen. Gynecol Oncol, 2009,113:42–46. https://doi. org/10.1016/j.ygyno.2008.12.025.
2. Koc N, Ayas S, Arinkan SA. Comparison of the classical method and SEE-FIM protocol in detecting microscopic lesions in fallopian tubes with gynecological lesions. J Pathol Transl Med, 2018,52:21–27. https://doi.org/10.4132/jptm.2016.06.17.
3. Malpica A, Euscher ED, Hecht JL, et al. Endometrial carcinoma, grossing and processing issues: recommendations of the International Society of Gynecologic Pathologists. Int J Gynecol Pathol, 2019,38(Suppl 1):9–24. https://doi.org/10.1097/PGP.0000000000000552.
4. Medeiros F, Muto MG, Lee Y, et al. The tubal fimbria is a preferred site for early adenocarcinoma in women with familial ovarian cancer syndrome. Am J Surg Pathol, 2006,30:230–236.

第8章　肺标本

Monica B. Lemos, Roberto Barrios

外科病理取材室可能收到肺标本，作为临床检查和管理肿瘤性及非肿瘤性疾病（包括感染）诊疗的一部分。常见的肺标本包括肺活检、肺楔形切除、肺叶切除和全肺切除。肺楔形切除术标本只切除一小部分肺组织；肺实质的手术切缘通常用吻合器缝合。肺叶切除术标本包括整个肺叶；在这种标本中，关键的切缘是支气管切缘。全肺切除术标本包括整个肺，可用于多种疾病，包括肿瘤性和非肿瘤性疾病。如果是恶性肿瘤，根据肿瘤的位置，可能需要行全肺切除术，而不是较小的切除术。全肺切除术标本也可能来自肺移植手术。本章讨论全肺切除术标本、肺叶切除术标本和肺楔形切除术标本的处理。

8.1　全肺切除术标本

在确认并提交支气管切缘和血管切缘后，将全肺切除术标本连续切开（图 8.1~8.3）。

8.2　肺叶切除术和肺楔形切除术标本

肺叶切除术和肺楔形切除术：取材技巧

- 接收标本时，戴上口罩，尤其可能是肺结核病例的标本。
- 称重标本，首先切取支气管切缘和血管切缘。
- 检查吻合线。去除吻合钉并将其下方的肺实质涂抹墨汁（图 8.4~8.6）。
- 如果在冷冻切片室收到新鲜切片，识别病变后，准备接触印片（尤其是肺楔形切除术标本）。
- 如果在接触印片过程中发现肉芽肿，一定要戴口罩，因为有肺结核的风险。这种病例不太可能要求做冷冻切片，但如果确实是肺结核，则应当在可能的暴露后立即对冷冻切片机进行消毒处理。

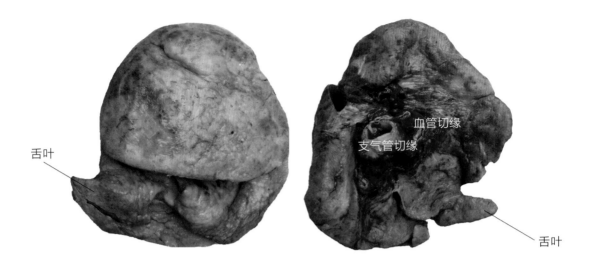

左肺，外侧观　　　　　　　　　　左肺，内侧观

图 8.1　左肺切除术标本　左肺切除术标本中有两叶（左上叶和左下叶）。肺门区域可见切断的支气管和血管，这些代表切缘，应当在切开之前提交

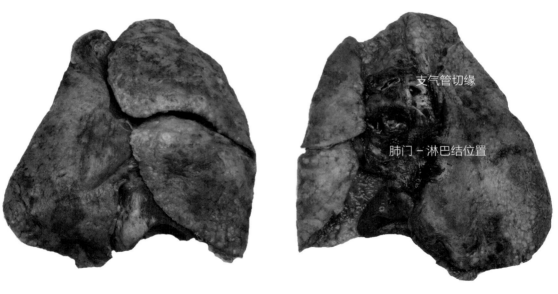

右肺，外侧观　　　　　　　　　　右肺，内侧观

图 8.2　右肺切除术标本　右肺切除术标本有三叶（右上叶、右中叶和右下叶）。同左肺，识别肺门区域支气管切缘和血管切缘并首先提交

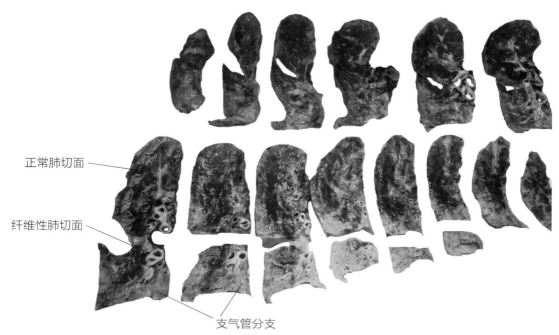

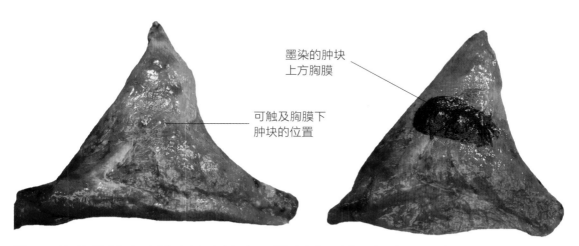

图 8.3　全肺切除术标本：切开　沿着长轴连续切开全肺切除术标本，并检查切面有无纤维化、肿瘤或其他异常。注意在这些组织块中可看到纤维化区域

图 8.4　肺叶切除术标本　图为肺叶切除术标本，可触及胸膜下肿瘤。将肿瘤上方的胸膜表面涂抹墨汁。注意有无胸膜浸润会影响肺恶性肿瘤的分期

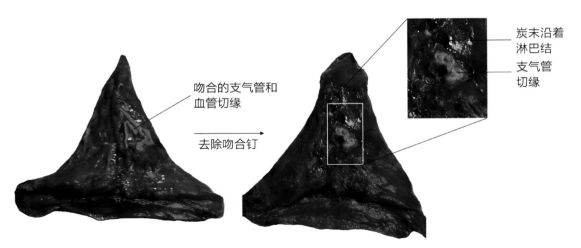

图 8.5　肺叶切除术标本：支气管切缘和血管切缘　这例肺叶切除术标本中的支气管切缘和血管切缘被缝合（左图）。去除吻合钉，可见支气管和血管的管腔（右图）

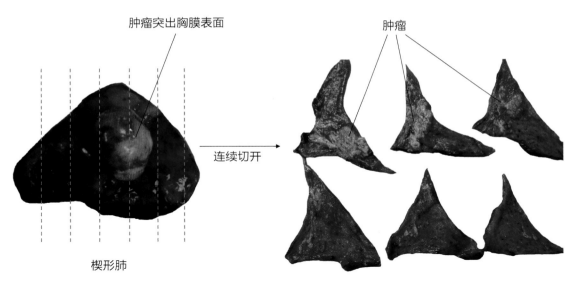

图 8.6　肺楔形切除术标本　肺楔形切除术标本通常包括肺实质切缘，应涂抹墨汁并提交。这个切缘被外科医师缝合。这例标本可见一肿瘤，从胸膜表面突出。将楔形标本连续切开。在这些按次序摆放的组织块上可以清楚地看到肿瘤

肺叶切除术：记录模板

收到新鲜标本，标记为"＿＿"，是一件右侧 / 左侧、上叶 / 中叶 / 下叶肺切除标本，重 ＿＿g，体积 ＿＿cm×＿＿cm×＿＿cm。胸膜表面呈暗红色，显示出一处 ＿＿cm 收缩区或一处 ＿＿cm 质硬区。胸膜表面的其余部分光滑，无异常。标本沿长轴连续切开，有一枚灰白色、质硬的、边界清楚的肿块，大小 ＿＿cm×＿＿cm，距支气管切缘 ＿＿cm，距缝合切缘 ＿＿cm。其余肺实质呈红色 / 粉红色，散在 0.1~0.3cm 的黑色斑点，提示炭末沉着。

墨汁代码

- 蓝色：胸膜表面的收缩区域（或坚硬区域）
- 橙色：缝合切缘

组织块编号

- A1：血管切缘
- A2：支气管切缘
- A3~A5：肺门淋巴结
- A6~A＿＿：肿瘤
- A＿＿~A＿＿：正常肺组织

推荐阅读

1. Harrison S, Stiles B, Altorki N. What is the role of wedge resection for T1a lung cancer? J Thorac Dis, 2018,10(Suppl 10):1157–1162. https://doi.org/10.21037/jtd.2018.03.188.
2. Lackey A, Donington JS. Surgical management of lung cancer. Semin Intervent Radiol, 2013,30:133–140. https://doi.org/10.105 5/s-0033-1342954.
3. Ritterhouse L, Sholl LM. The molecular pathology of lung cancer: pre-analytic considerations. In: Cagle PT, Allen TC, Beasley MB, et al., editors. Precision molecular pathology of lung cancer. 2nd ed. Cham: Springer International Publishing, 2018: 79–92. https://doi.org/10.1007/978-3-319-62941-4.
4. Sienko A, Allen TC, Zander DS, et al. Frozen section of lung specimens. Arch Pathol Lab Med, 2005,129:1602–1609. https://doi. org/10.1043/1543-2165(2005)129[1602:FSOLS]2.0.CO;2.

第9章 骨和软组织标本

Monica B. Lemos, Michael Deavers

取材员可能感觉骨和软组织标本的取材很难，主要是因为这些标本少见。在外科病理取材室收到的骨标本中，以股骨头标本和膝关节置换术标本最为常见。这类手术通常用于治疗骨关节炎。其他类型的骨和软组织标本包括截肢，如膝下和膝上截肢，通常是由于坏疽的存在而进行。罕见肿瘤性疾病的骨切除标本，对于这种病例，复习术前影像学检查是必不可少的。此外，在某些病例中，可能需要绘制肿瘤示意图。

骨标本进行大体检查时，使用合适的切割器械并确保恰当固定和充分脱钙是非常重要的。不充分的固定和脱钙都会产生问题，导致制片不佳。本章举例说明各种骨标本，并描述其适当处理方法。

9.1 股骨头标本

用骨锯制成薄片，包括表面的关节软骨和皮质（图 9.1 和 9.2）。

股骨头：记录模板

收到福尔马林固定的标本，标记为"右/左股骨头"，是一件股骨头切除术标本，体积 ___ cm × ___ cm × ___ cm，有出血和锯齿状切缘（骨折史）。关节面从光滑到局部磨损和凹点不等。下方骨皮质呈黄褐色，切缘出血。有一处 ___ cm 褐色、苍白的楔形区域，软骨脱落（用于缺血性坏死的病例）。软骨厚度从 ___ cm 到 ___ cm 不等。

组织块编号

- A1~A3：脱钙后代表性组织块

9.2 膝关节置换术标本

膝关节置换术送检的标本可能包括骨和软组织（图 9.3）。

膝关节置换术标本：记录模板

收到福尔马林固定的标本，标记为"右/左膝关节骨和软组织"，是一堆碎组织，总体积 ___ cm × ___ cm × ___ cm，包括不规则形状到卵圆形黄褐色骨、灰白色软骨和软组织。可见胫骨平台和股骨髁结构。部分骨表面为凹凸关节面。关节面从光滑到凹点、结节状，部分磨损。部分区域显示骨质象牙化，最大径 ___ cm。关节面周围可见骨赘形成。

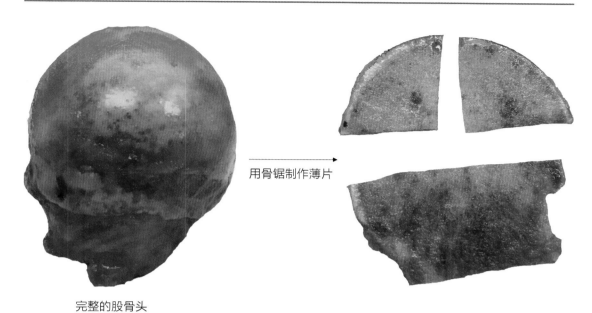

完整的股骨头

用骨锯制作薄片

图 9.1　股骨头标本　这例股骨头切除术标本来自髋关节置换术。用骨锯经过股骨头中心制作组织薄片，如图所示，每个切片要包括表面的关节软骨和皮质

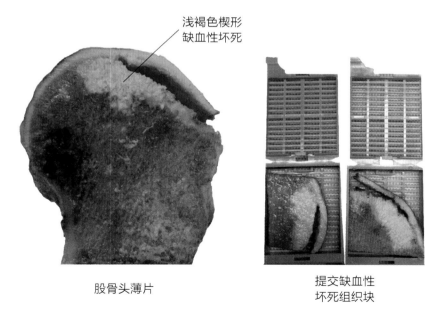

浅褐色楔形
缺血性坏死

股骨头薄片

提交缺血性
坏死组织块

图 9.2　股骨头缺血性坏死标本　股骨头切除术标本可见一处缺血性坏死区域。病变呈褐色，苍白，楔形。提交的组织块（右）包括缺血性坏死和软骨脱落的区域

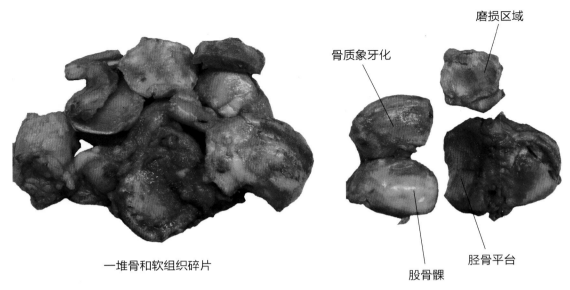

一堆骨和软组织碎片

骨质象牙化 ｜ 磨损区域

股骨髁 ｜ 胫骨平台

图 9.3　膝关节置换术标本：骨和软组织　这些组织碎片来自膝关节置换术，显示骨质象牙化（译者注：骨质退变成为象牙样硬块）和磨损的区域，这是骨关节炎的特征。注意标本的股骨髁和胫骨平台部分

组织块编号

- A1、A2：骨的代表性组织块
- A3：软组织

9.3　骨肿瘤切除术

骨肿瘤切除术标本应当定位、涂抹墨汁、对切，随后绘制示意图（图 9.4~9.6）。

9.4　截肢标本

腿部截肢标本：取材技巧

- 测量标本。
- 检查有无病变，包括溃疡和坏疽区域。测量这些病变的大小及其到切缘的距离（图 9.7~9.9）。
- 在最靠近明显病变的区域（图 9.10），在

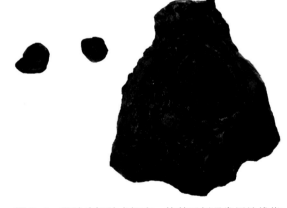

图 9.4　骨肿瘤切除术标本　外科医师通常用缝线指示标本方向。确定方位后，涂抹不同颜色的墨汁。先取骨切缘，然后对切（图 9.5）

皮肤切缘和皮下软组织切缘涂抹墨汁。在切缘部位提交皮肤和软组织的代表性组织块。

- 为了评估骨切缘，可以在切缘部位取一段骨，或者刮取切缘的骨髓并将其放入活检袋中（译者注：国内多用包埋纸、

图 9.5　骨肿瘤切除术标本：对切　骨肿瘤切除术标本对切后显示肿瘤已经侵蚀并取代大部分骨。骨切缘有两个，每端各一个。这些切缘应该涂抹墨汁，放在两个不同的包埋盒中，然后，放入脱钙液。随后在进一步切开之前，应将主要标本放在福尔马林中固定过夜

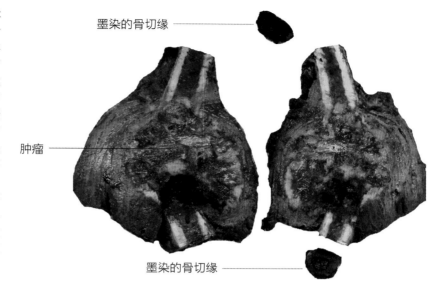

墨染的骨切缘

肿瘤

墨染的骨切缘

图 9.6　骨肿瘤切除术标本：绘制示意图　从对切标本（图9.5）的每侧切取一块组织薄片。然后绘图，记录所提交的每个组织块的位置。组织块放入包埋盒再放入脱钙液，然后进行标本制备

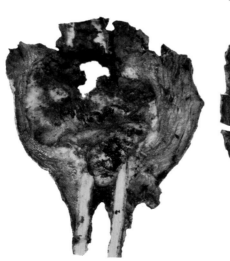

A27- 骨切缘，墨汁面朝下

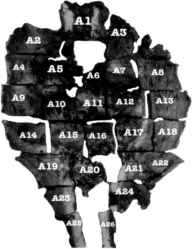

A28- 骨切缘，墨汁面朝下

图 9.7　膝上截肢标本　膝上截肢标本包括脚、小腿和膝

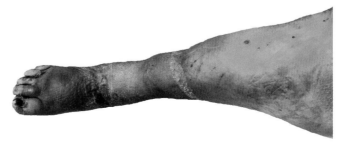

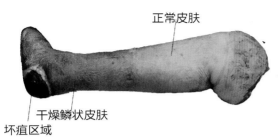

图 9.8　膝上截肢标本：病变　注意正常皮肤、干燥鳞状皮肤和坏疽区域的区别

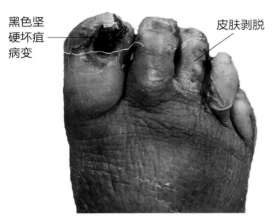

图 9.9　趾坏疽性病变标本　注意大脚趾上黑色、坚硬、坏疽的区域。脚趾部位也有皮肤剥脱

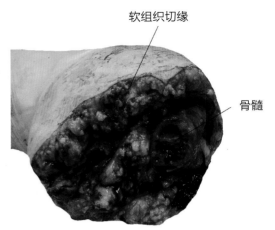

图 9.10　膝上截肢标本：切缘　切缘包括软组织切缘（皮肤、脂肪和肌肉）和骨切缘

分比。

- 有骨髓炎病史时，提交一块病变部位下方组织块。
- 某些病例先前已截肢，所以一定要检查有无缺失的脚趾（先前已截肢）（图 9.13 ）。

跨跖骨截肢标本：记录模板

收到福尔马林固定的标本，标记为"右 / 左跨跖骨截肢"，是一件跨跖骨截肢术标本，总体积 ___ cm × ___ cm × ___ cm，有五个脚趾 / 先前已截肢 ___ 趾。脚趾甲呈棕色，无明显异常。足背部 / 足底表面 / 脚趾有黑色溃疡和坏疽性黑色病变。病变区距软组织切缘 ___ cm。

墨汁代码

- 蓝色：软组织切缘
- 黑色：骨切缘

滤纸或纱布包装后放入包埋盒）。在骨髓炎的病例中，最好提交一块骨切缘的组织块。

- 确定胫前动脉的位置。可以在切缘发现胫前动脉，也可以在胫骨和腓骨之间的横切面发现胫前动脉（图 9.11）。
- 可以用手指探测到动脉。
- 在膝下截肢术中，通过触摸切除切缘的软组织，很容易找到胫后动脉。它经常钙化，因此很容易触摸到。
- 同样，在膝上截肢术中，通过触摸切缘很容易找到腘动脉（图 9.12）。
- 记录血管钙化或斑块导致狭窄的最大百

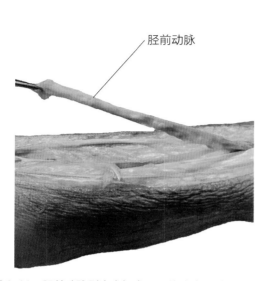

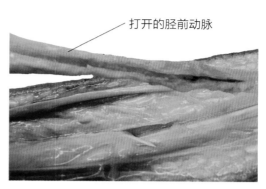

打开的胫前动脉

胫前动脉

图 9.11　胫前动脉剥离术标本　胫前动脉已剥离，应将其打开，评估有无钙化和（或）动脉粥样硬化狭窄

图 9.12　腘动脉剥离术标
　　　　本　腘动脉已剥
　　　　离，应打开，评
　　　　估有无钙化和
　　　　（或）动脉粥样
　　　　硬化

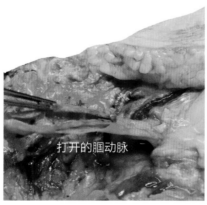

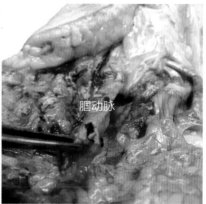

打开的腘动脉

腘动脉

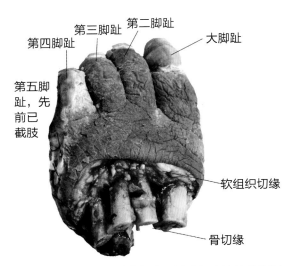

图9.13 **经跖骨截肢术标本** 图示坏疽性足的跨跖骨截肢。最靠近的任何明显的病变的皮肤切缘和软组织切缘都应该涂抹墨汁，然后切取组织块。骨切缘也应涂抹墨汁并提交，特别是骨髓炎病例。注意第五脚趾缺失，这名患者先前已截肢

图中标注：
第四脚趾、第三脚趾、第二脚趾、大脚趾、第五脚趾，先前已截肢、软组织切缘、骨切缘

组织块编号

- A1：软组织切缘
- A2：病变（坏疽区域等）
- A3：前面血管
- A4：后面血管
- A5：正常皮肤
- A6：脱钙后的骨切缘
- A7：骨潜在病变的代表性组织块（骨髓炎），垂直取材，脱钙后

■ 推荐阅读

1. Dimenstein IB. Bone grossing techniques: helpful hints and procedures. Ann Diagn Pathol, 2008,12:191–198. https://doi.org/10.1016/j. anndiagpath.2007.06.004.

2. Khurana JS, Arguello-Guerra V. Grossing of bone and soft tissue (common specimens and procedures). In: Khurana J, editor. Bone pathology. New York: Humana Press, 2009. https://doi. org/10.1007/978-1-59745-347-9_7.

3. Klein MJ, Memoli VA. Orthopaedic specimen preparation: what pathologists should know and do. Semin Diagn Pathol, 2011,28:4–12.